図解

西台クリニック理事長
済陽高穂

一生、医者いらずの食べ方

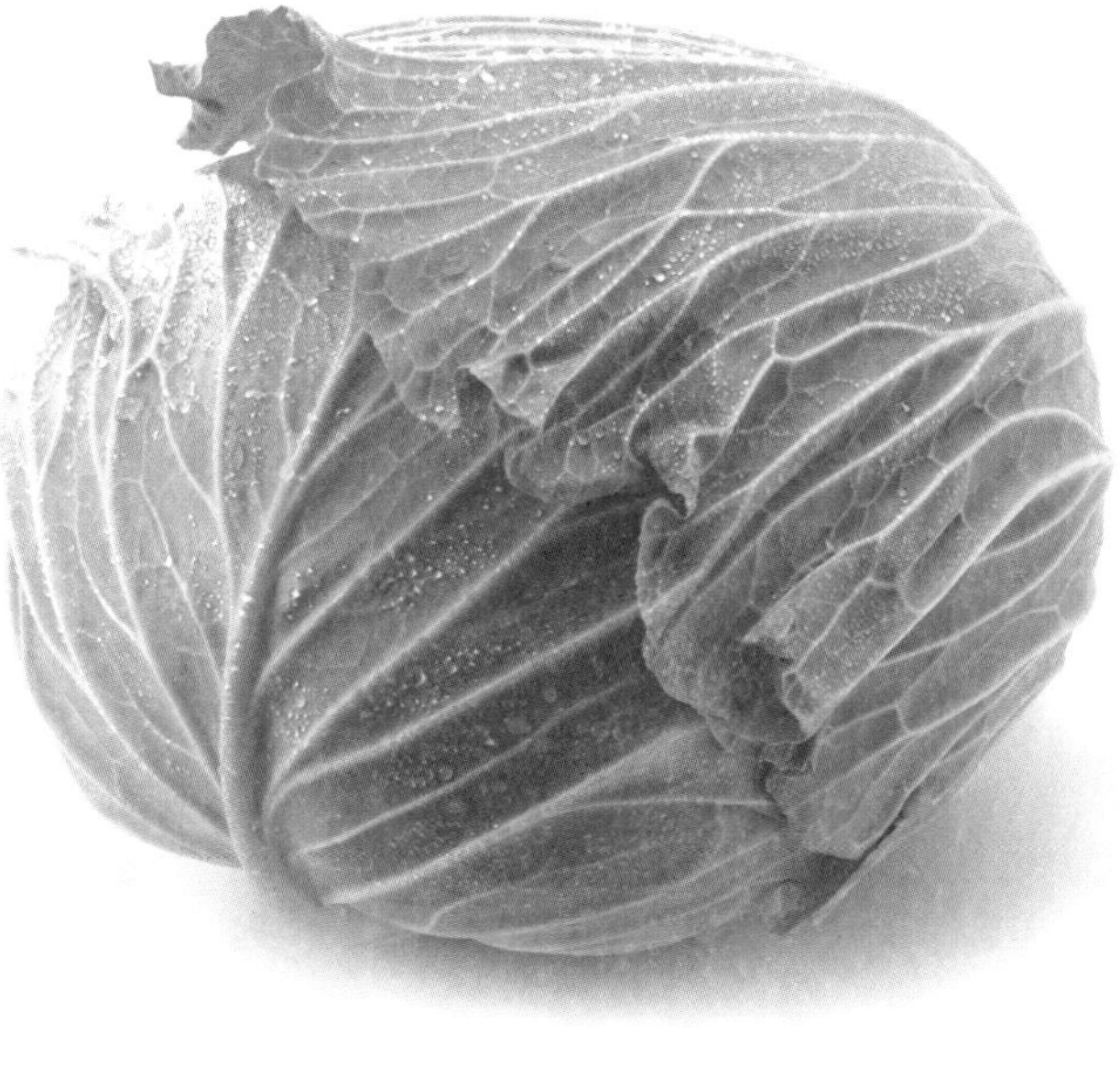

三笠書房

フードシナジー――「食べ合わせ」で医者いらずの体と心をつくる

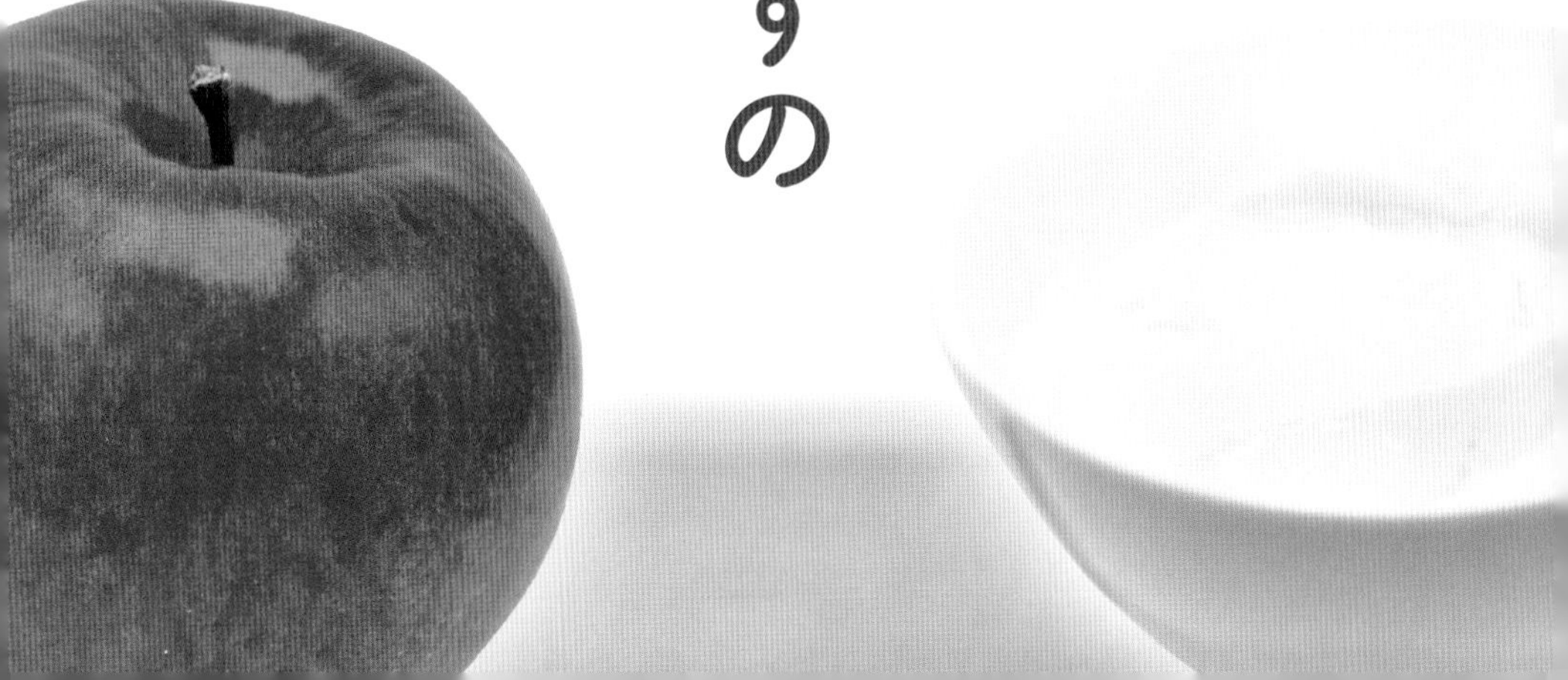

「何を、どのように食べるか」で、健康も人生の質も変わる！

私たちの体も心も、食事から摂る栄養でできています。

若さも、元気も、強さも、すべては栄養次第——。

突き詰めれば、「何を、どのように食べるか」によって、健康も人生の質も決まるのです。

40歳をすぎた頃から、「疲れやすくなった」「太りやすくなった」「胃がもたれやすくなった」と実感することが増えていま

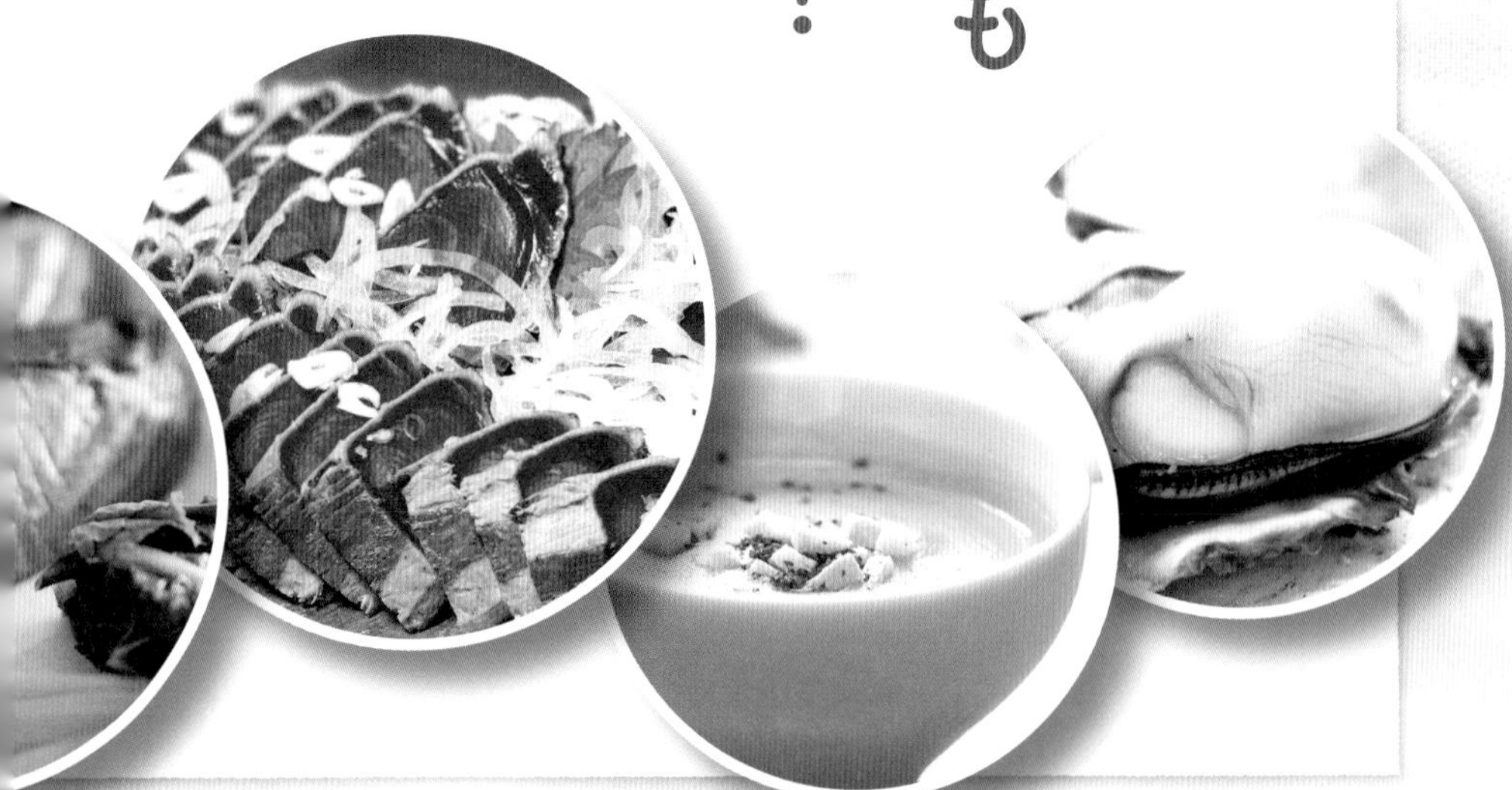

せんか？

それは単なる老化現象ではなく、体が発する不調のサイン。放っておくと、やがては大きな病気に発展します。

大切なのは、**「病気になる前に、いかに防ぐか」**。

では、頼りになるのは何かと言えば、薬でもなく、サプリメントでもなく、やはり「食べ物」なのです。

「何を、どのように食べるか」にもコツがあります。

疲れたときは「肉を食べてスタミナをつける」という人は多いでしょう。たしかに、たんぱく質が豊富な肉は、重要な食材。ただ、牛や豚の肉には、体内で固まりやすい飽和脂肪酸が多いため、注意が必要です。

むしろ**疲労回復には、血流をよくする不飽和脂肪酸が豊富な「鶏肉」がおすすめ。**それも、ビタミンCが豊富な「じゃがいも」と一緒に食べると一層効果的です。

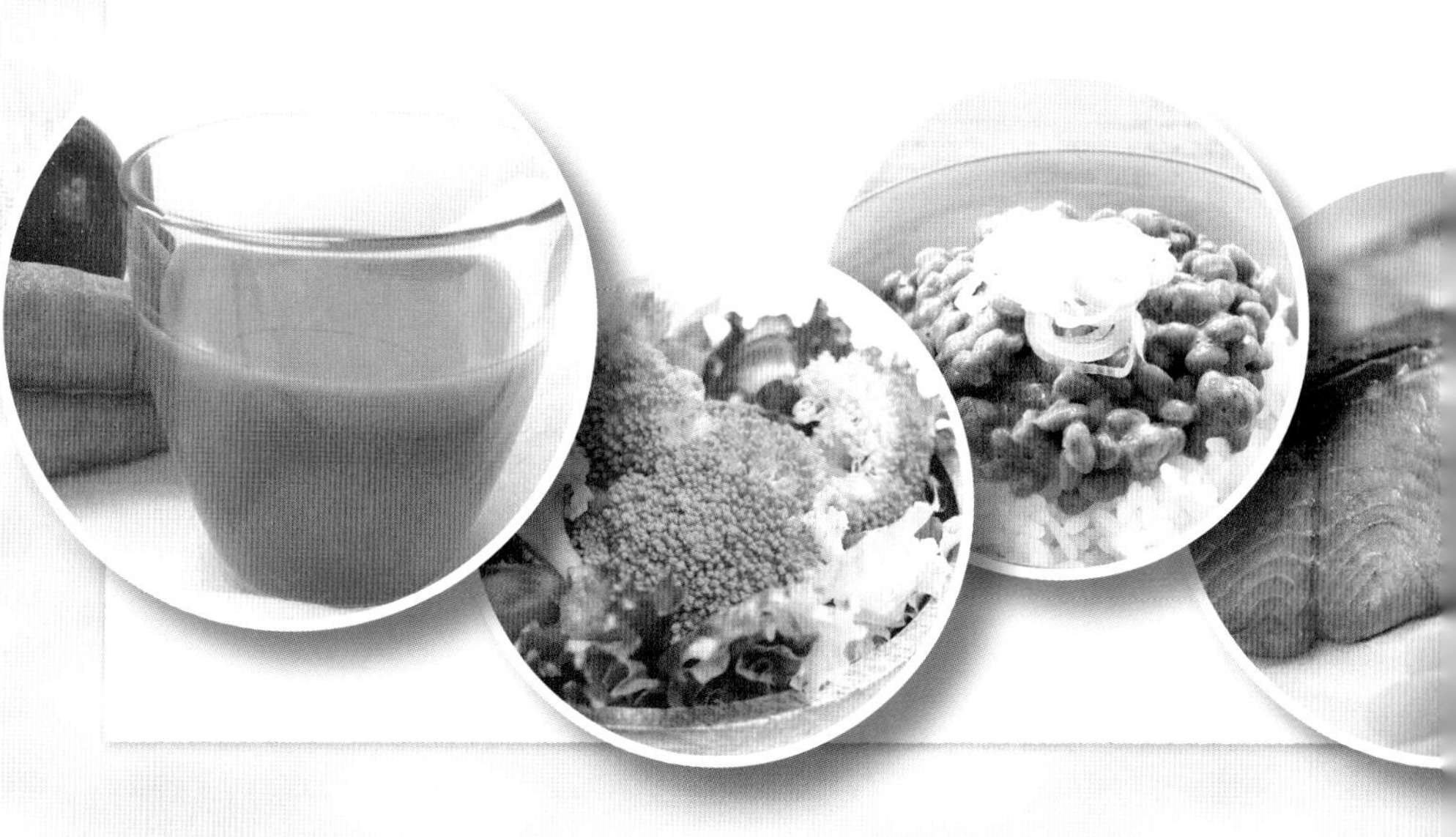

食材が持つ栄養分を「最大限に高める食べ方」がある！

「フードシナジー」——。

欧米では、食べ合わせはこう呼ばれ、近年、脚光を浴びています。

シナジーとは「**相乗効果**」。つまり食べ合わせとは、「食材が持つ栄養分、薬効を最大限に高める食べ方」のことなのです。

本書では、年代を問わず悩まされがちな症状を22項目取り上

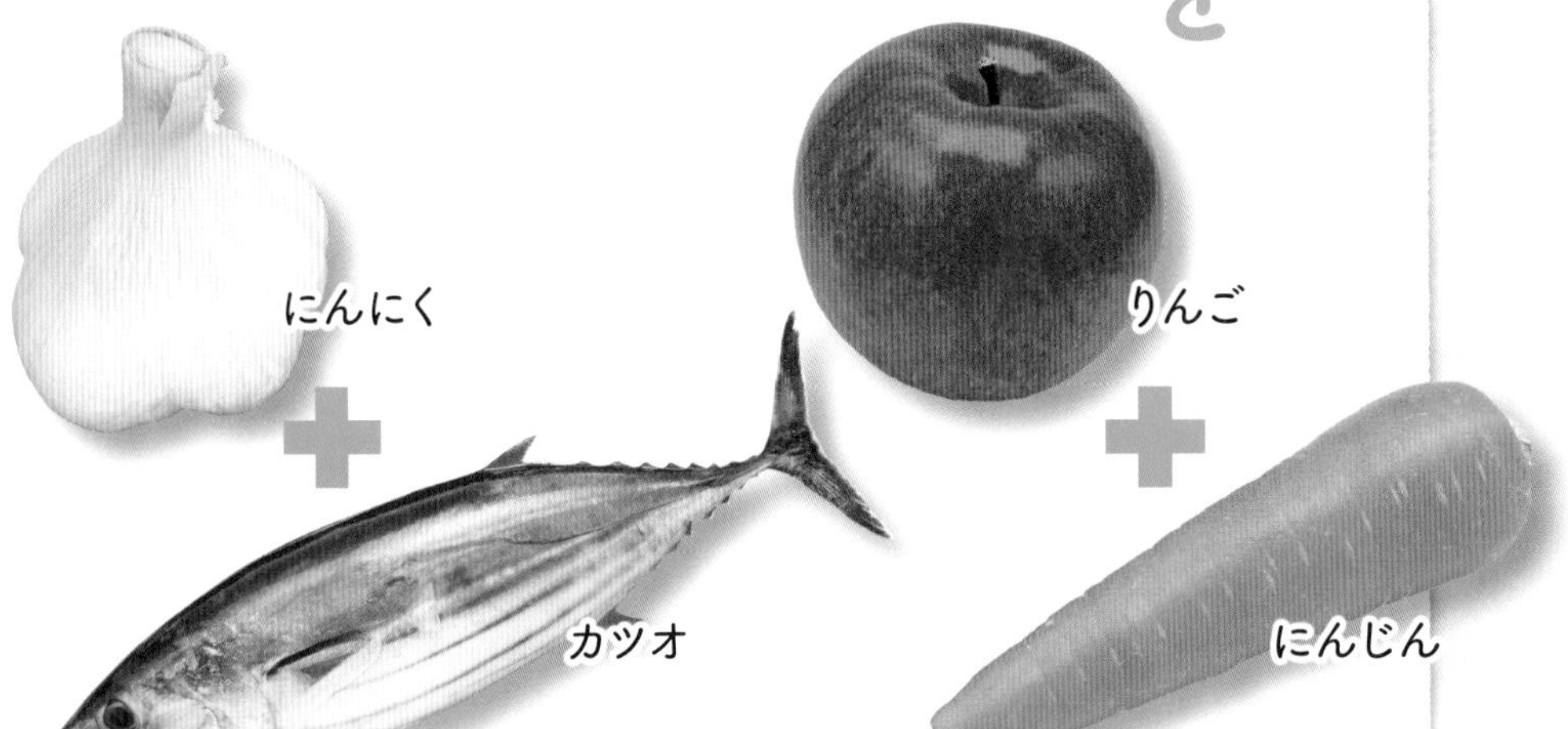

げ、それぞれの症状を「防ぐ・消す」食べ方、**最高の「食べ合わせ」**を具体的に紹介します。

◎肥満→「大根＋しらたき」で太らない体に！
◎疲労・倦怠感→「にんにく＋カツオ」がおすすめ！
◎肩こり・腰痛→「カボチャ＋ナッツ」で血行促進！
◎アレルギー→「にんじん＋りんご」で医者いらず！
◎高血圧→「玄米ごはん＋青魚」で血圧が安定！

などなど、取り上げる食材はどれも、身近にあるものばかり。今すぐ始められます。

さあ、おいしく食べて、「一生、医者いらずの体」をつくりましょう！

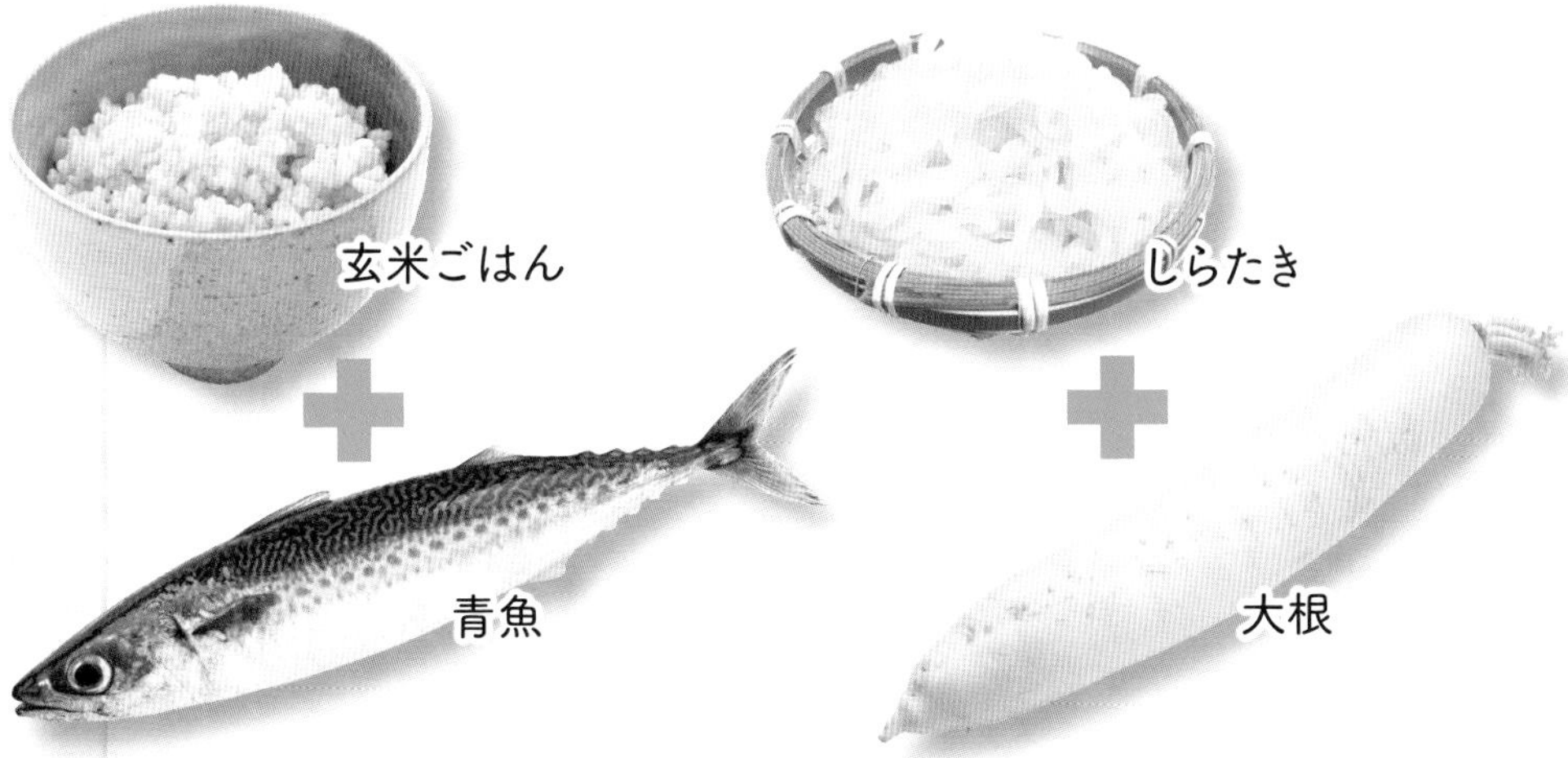

もくじ

3章 無理なく「太らない・老けない体」になる

4章 健康寿命を延ばす「血管・内臓が強くなる食べ方」

5章 睡眠、入浴、運動……医者いらずの生き方

編集協力……………小松事務所
本文DTP・カット……宇那木デザイン室

1章

食べ方を変えるだけで、一生、医者いらず！

01 医師がすすめる「医者いらずの食べ方」

「1日1個のりんごが、医者を遠ざける」
「トマトが赤くなれば、医者が青くなる」
これは、たんなる俗言、諺《ことわざ》ではなく、医学的な見地からみても理にかなった経験則です。

医食同源——**きちんとした食生活を続けていれば、「医者いらず」な生活が可能になる**のです。

日本人の体に馴染んだ食べ物とは、縄文時代より連綿と続いてきた「和食」の系譜の食文化にほかなりません。

和食の基本は一汁三菜。主食のごはんと汁物、刺身などの主菜に、魚か野菜の煮物が副菜、和え物などが副々菜、あとは漬物です。

主菜で良質な動物性たんぱく質が、副菜、副々菜、汁物で各種ビタミンやミネラル、食物繊維、ポリフェノールなどがきちんと摂れます。発酵食品である漬物には、乳酸菌やアミノ酸、ビタミン類が豊富に含まれています。

和食は、栄養バランス満点の食事と言えるでしょう。

食事の重要性は、私自身、医師として半世紀近くにわたって多くの患者さんと接してきて、痛感しています。

病気の原因の多くは、食生活にあるからです。

一食一食の積み重ねが、健康と人生を左右するのです。

和食は栄養バランス満点の食事

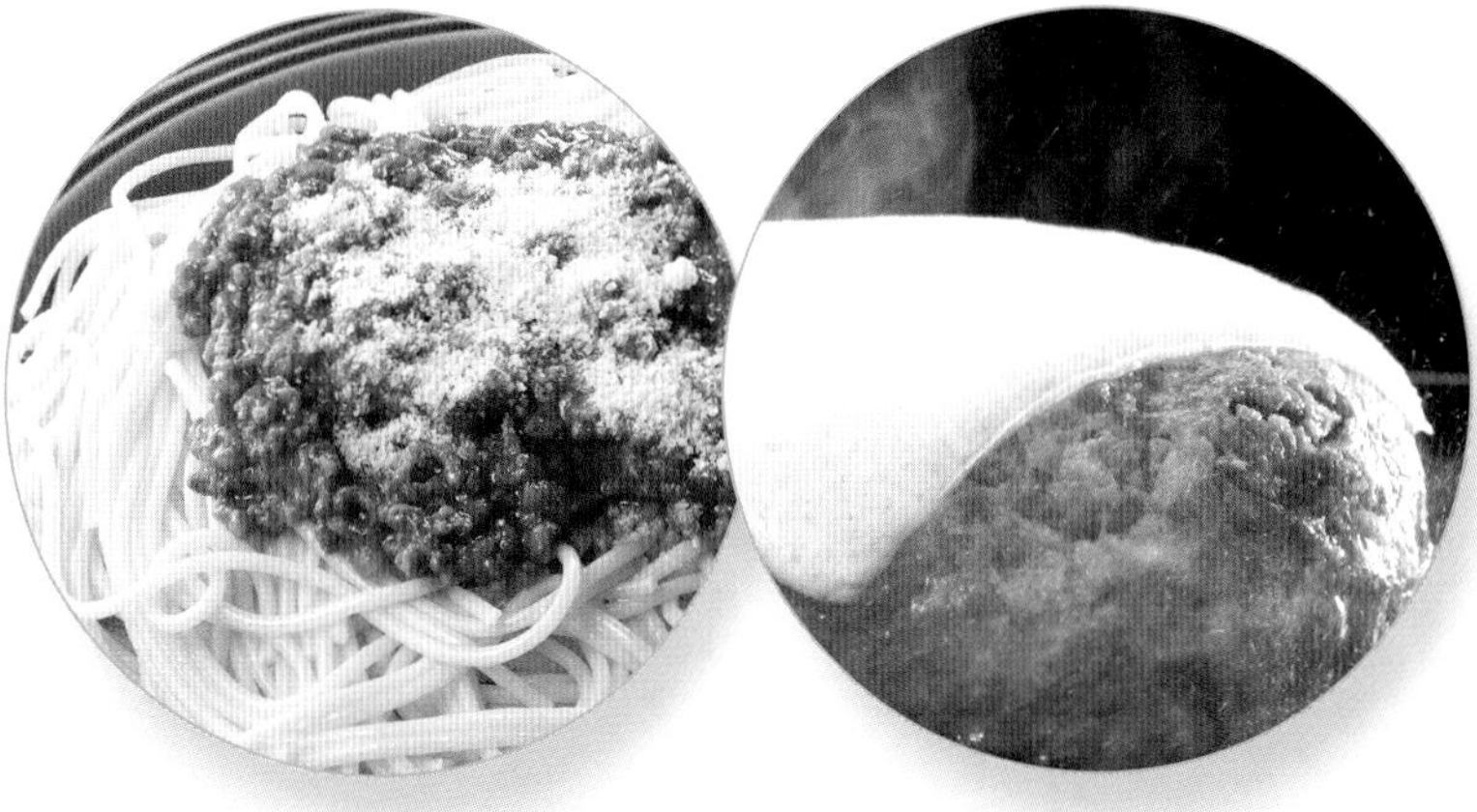

✕ 塩分＋動物性たんぱく質が
過剰な食べ物——欧米風の食事

↓

○ 栄養バランス満点で
日本人の体に馴染《なじ》んだ食べ物——和食

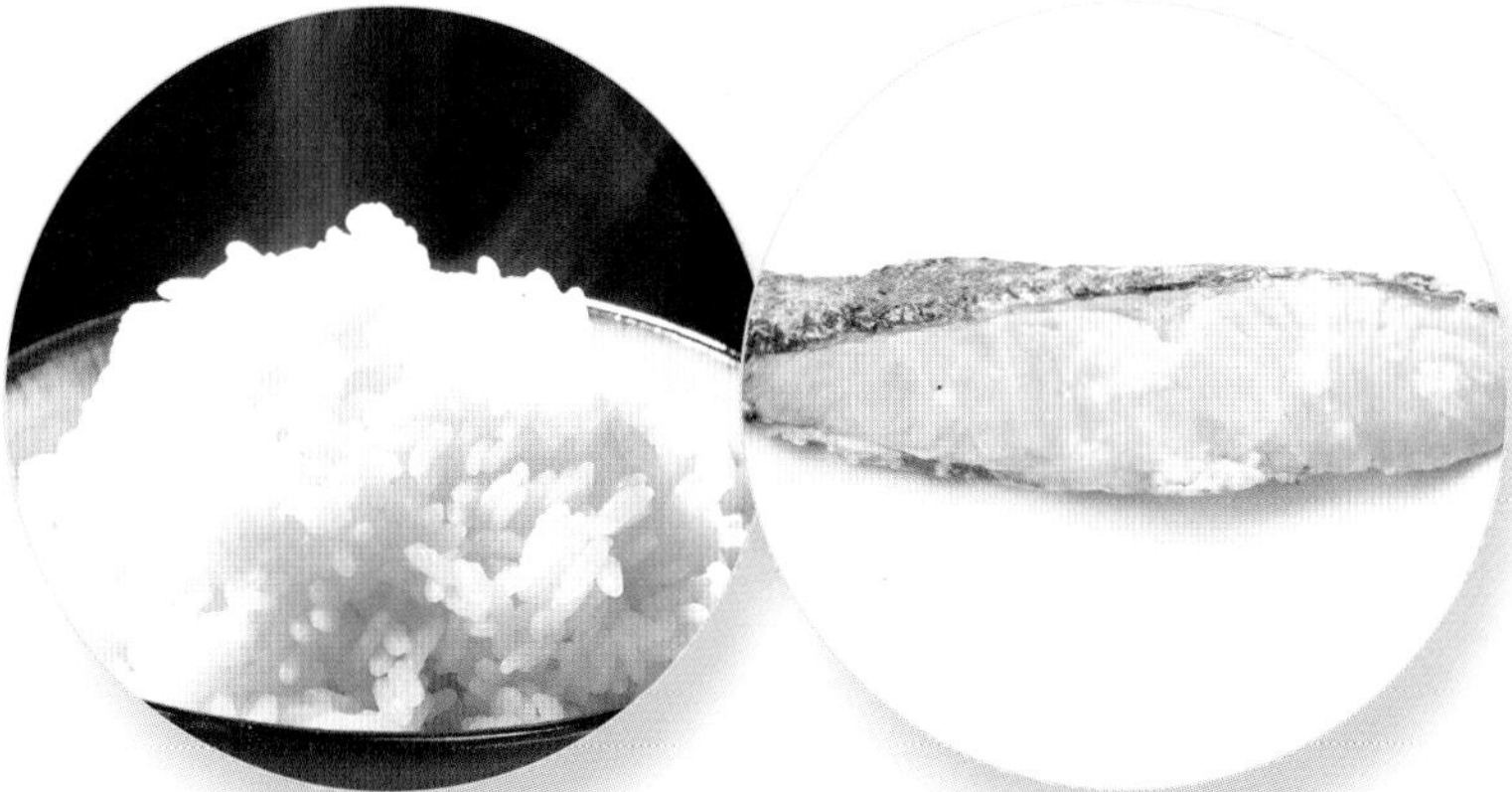

02 「40歳からは食べ方を変えなさい！」

男の厄年の中でも42歳は大厄と言われ、最も注意しなければならない年齢です。

医学的にみても統計的にみても、この40歳前後から急激に代謝が低下し、体調に大きな変化が起こり始めるのは事実です。男性、女性を問わず、**「残りの人生のターニングポイント」**と心得たほうがよいでしょう。

40歳前後になっても若い頃と同じように食べていれば、太るのは当然です。「太る」以外にも、この年代の人からは「風邪をひきやすくなった」「疲れやすくなった」という声をよく聞きます。簡単に歳のせいにしがちな症状も、じつは肥満からくる疲れであったり、免疫力の低下からくる不調であったりする場合があります。

しかも、そうした体の不調が、高血圧や高血糖、脂質異常（高脂血）など、**生活習慣病を引き起こす前兆**であることもけっして珍しくありません。そのまま放置しておけば、動脈硬化を引き起こし、心筋梗塞や脳卒中、あるいはガンなど、命を左右する病気につながる危険性もあるのです。

中年太りは、まさに大病への一里塚。けっして、放置しておけるものではないのです。

「食生活の差」が「健康格差」をつくる

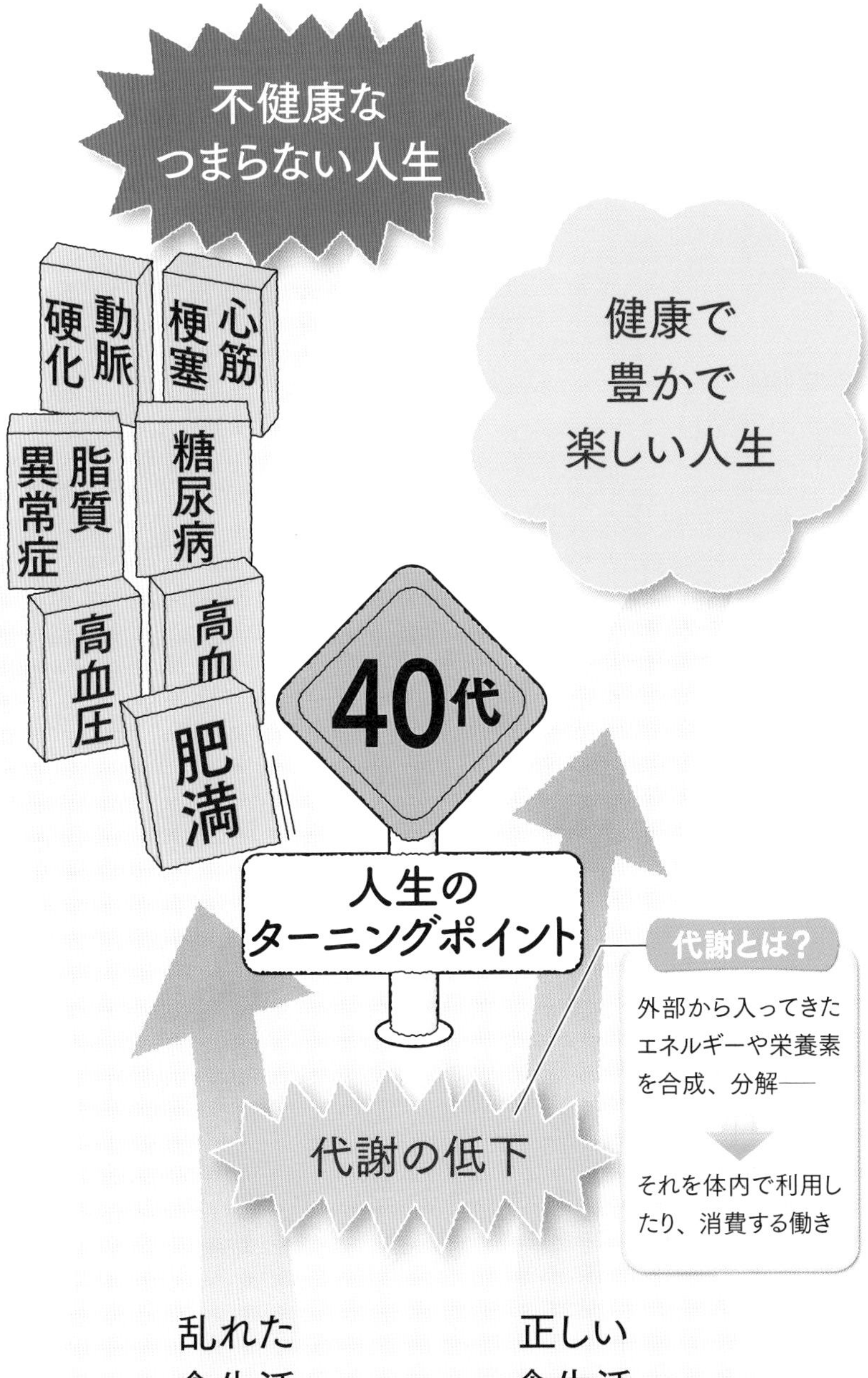

03 「疲れた人が増えている」、なぜ？

ストレス社会と言われる現代では、老若男女を問わず「疲れている人」が非常に多いようです。

「疲れ」にもさまざまな原因、種類がありますが、じつは、**疲れには内臓と自律神経が大いに関与**しています。

自律神経とは、自分ではコントロールできない自動的に活動する神経で、交感神経と副交感神経の2種類があります。交感神経は日中、人が活動するときに活性化し、逆に副交感神経は夜間、休息時に活動しています。つまり、それぞれオンとオフ、昼と夜に活性化する神経です。

つねに忙しく働いている人ほど、交感神経が優位な状態が続くので、夜もゆっくり眠れず、寝不足になったり、イライラ感も募ります。

逆に普段、活動的ではない人は、副交感神経が優位になる時間が長くなります。一見、いい状態のように思えますが、少し動くだけで疲れたり、やる気が起こらないといった弊害が出てきます。肩や背中、腰などにも疲れがたまりやすくなります。また、精神的にも落ち込みやすくなります。

自律神経のバランスの崩れは日常生活に起因することが多く、食生活のあり方にも大きく左右されます。

そもそも「自律神経」って何?

自律神経とは?

- 呼吸や心臓を動かすなど、生命活動を司る神経
- 自分ではコントロールできない

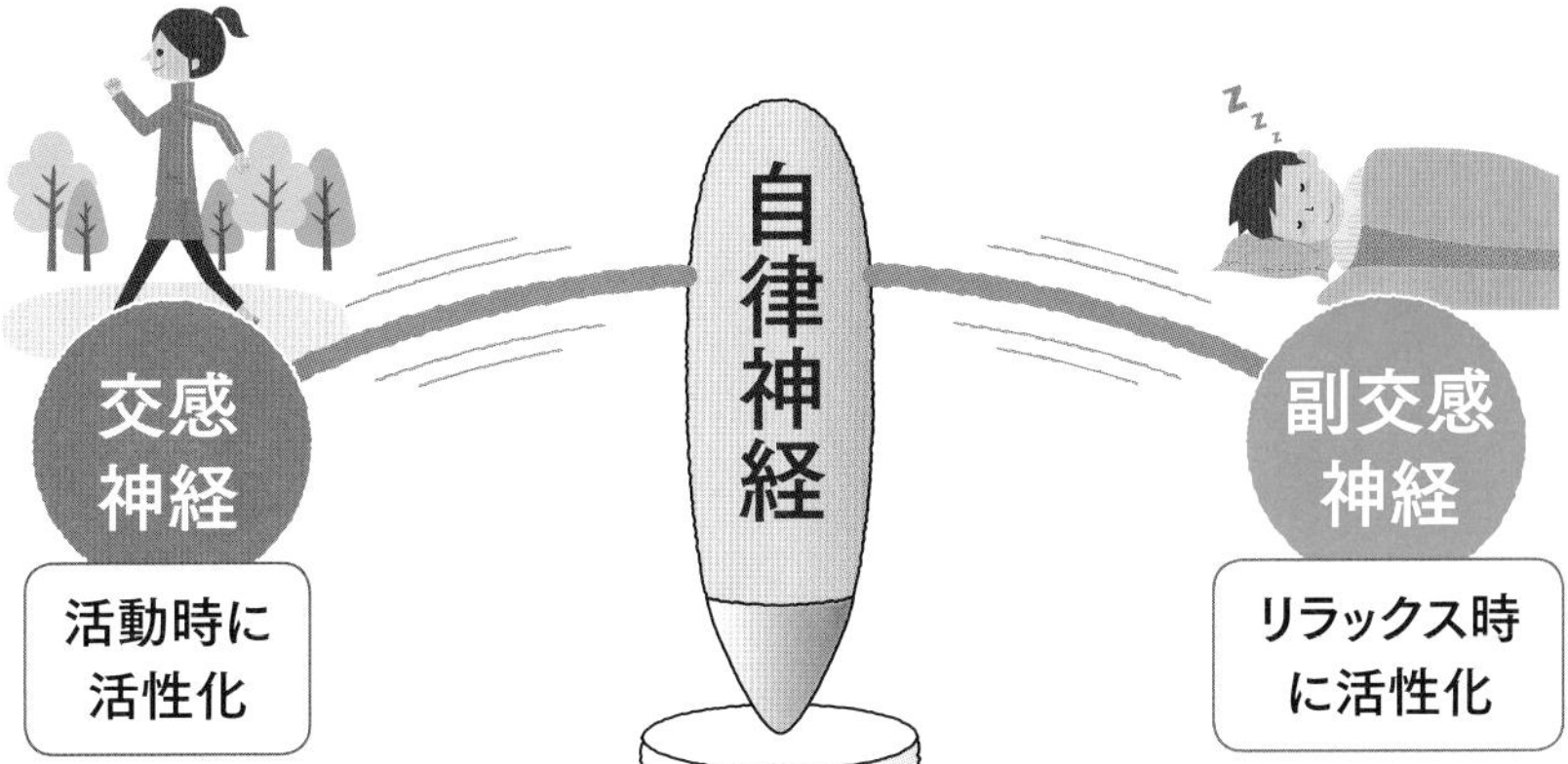

交感神経		副交感神経
収縮する	血管	拡張する
上がる	血圧	下がる
速い	心拍	ゆっくり
緊張する	筋肉	ゆるむ
抑制する	腸	活発になる

普段はシーソーのようにバランスをとっている

どちらか一方が優位になりすぎると
さまざまな不調が!

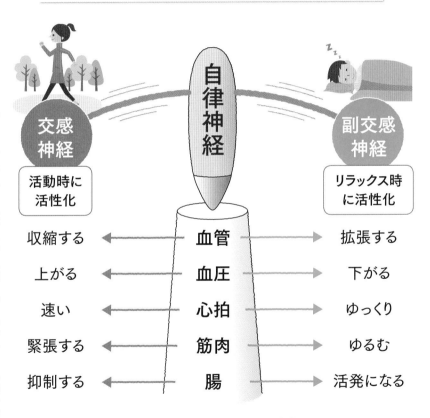

04

50歳をすぎてからも「医者いらずの体になれる」

風邪をひく、治す、どちらにも関わっているのが免疫力です。免疫力が弱まれば、風邪をひきやすくなります。免疫力が強ければ、風邪をひきにくく、たとえ風邪をひいたとしても、治りが早いわけです。

人間の免疫力の主力は、血液に含まれる白血球です。つまり、**いかに白血球を活性化させるかが、免疫力アップの鍵を握る**と言えるでしょう。それが疲れをためない体、病気にかかりにくい体をつくるわけです。

免疫力は年齢とともに低下していきますが、食事を工夫することで、維持も十分に可能です。

近年の研究によって、**食べ物・栄養と免疫力の関係が科学的に証明**されています。免疫力を高める手段として、**私がとくに食事を推すのは、自分の意思でコントロールできるものだから**です。

私自身、50歳をすぎてから、食事の改革に取り組みました。最初は辛くも感じました。しかし、**食事によって自分の体が変わっていく**のが実感できてからは積極的に取り組むようになり、それが当たり前になったのです。

それが古代から連綿と続く日本人本来の食べ物、食べ方の力です。いわば、体自身が欲している食事なのです。

「白血球の活性化」が免疫力アップのコツ

免疫細胞とは?

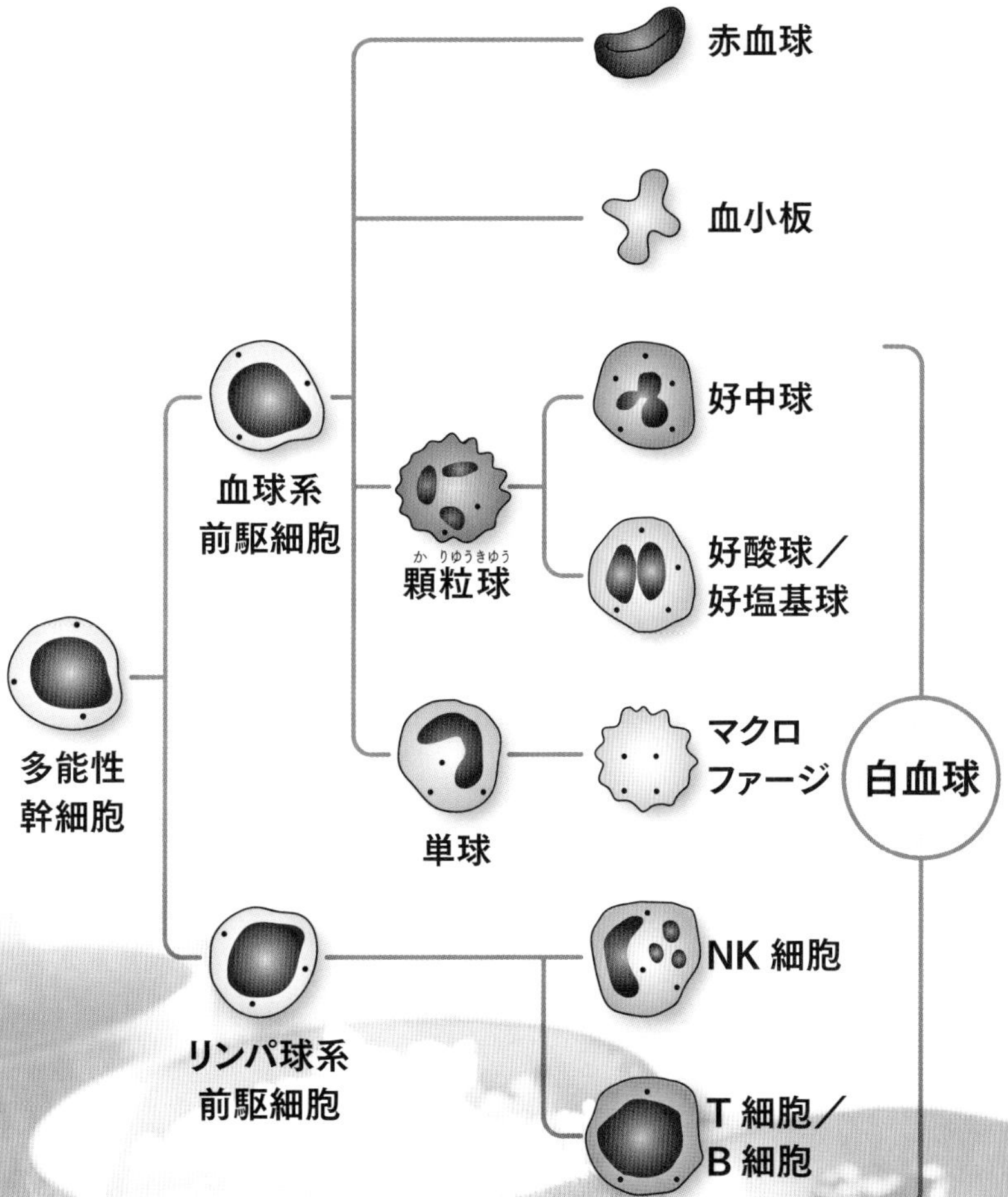

食べ方次第で免疫力は高まる!

05 トマトは「食べる精力剤」——女にも男にも効果抜群！

「トマトが赤くなれば、医者が青くなる」

これはイギリスで古くから伝わる諺です。

トマトは、野菜の中でも**抗酸化力が非常に強い食べ物**です。それは橙黄色《とうこうしょく》のβ《ベータ》カロテン、真っ赤なリコピンをたっぷり含んでいることに由来します。

βカロテンは美容効果に優れ、しみやそばかすを予防する効果があります。βカロテンは、体内で必要な量だけのビタミンAに変換されて、きめ細かい美肌をつくります。さらに髪や爪の健康を保つ働きもあるので、**女性にとっては必須の栄養素**と言えるでしょう。

もっとも、トマトの効果は女性にだけ有効なのではありません。**男性を若返らせる効果**も含まれているのです。

トマトを食べた後のβカロテン、リコピンの体内分布をみると、両者ともに肝臓や副腎、睾丸などの臓器に大量に存在することがわかっています。この2つの物質には強力な抗酸化作用がありますから、新陳代謝が活発なこれらの臓器が傷むのを防ぎ、守っているのです。

ゆえに「**トマトは精力剤**」とも呼ばれています。

またトマトを多く食べると、*前立腺ガンの発生率が55％減少した、という報告もあります。

＊米国国立ガン研究所・ハーバード大の研究。1995年。

食べれば食べるほど元気になる食材

トマト

tomato

肌荒れ、乾燥肌を防ぐ!

しみ、そばかすを防ぐ!

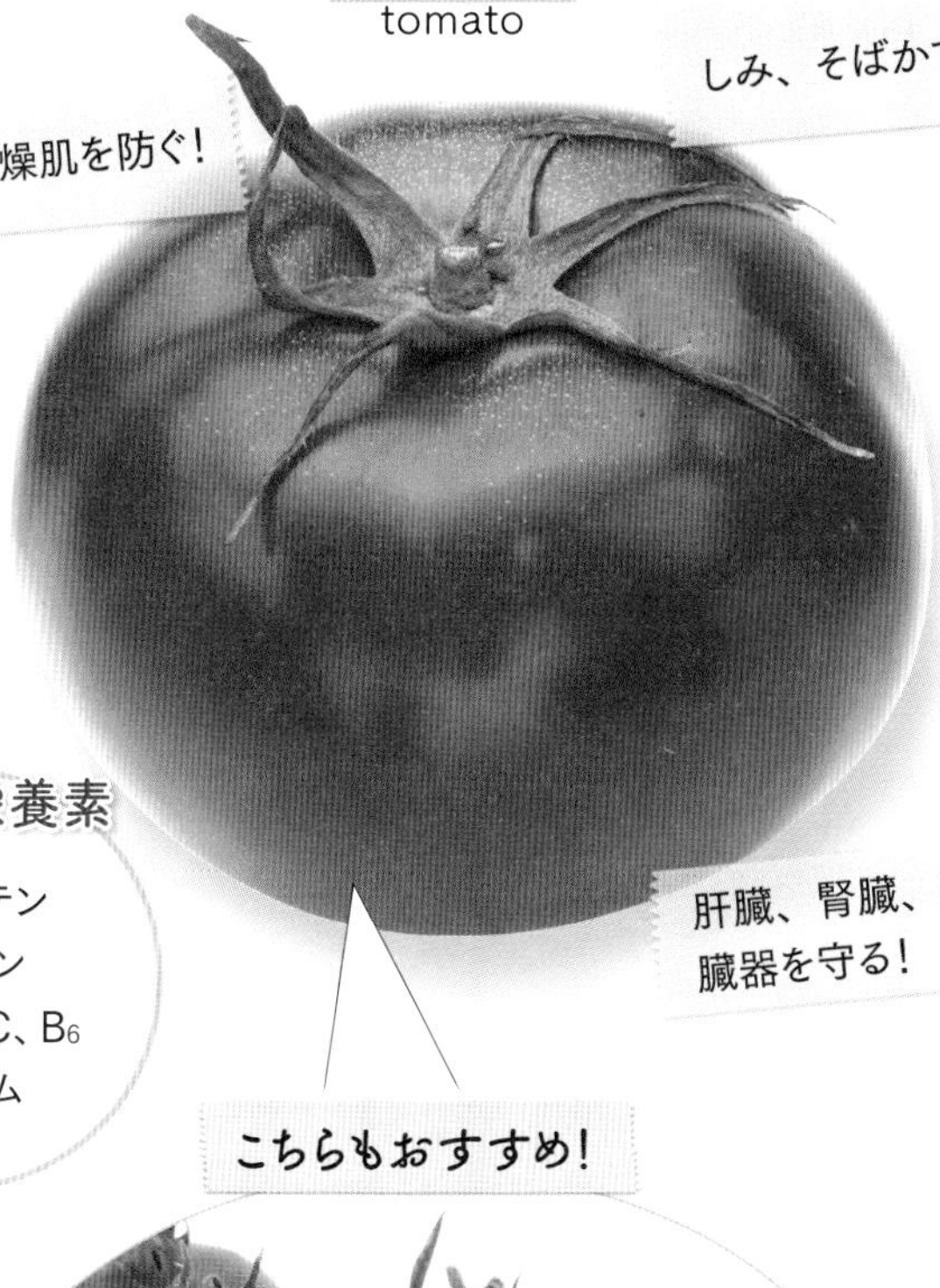

肝臓、腎臓、睾丸など
臓器を守る!

注目の栄養素

βカロテン
リコピン
ビタミン C、B_6
カリウム

こちらもおすすめ!

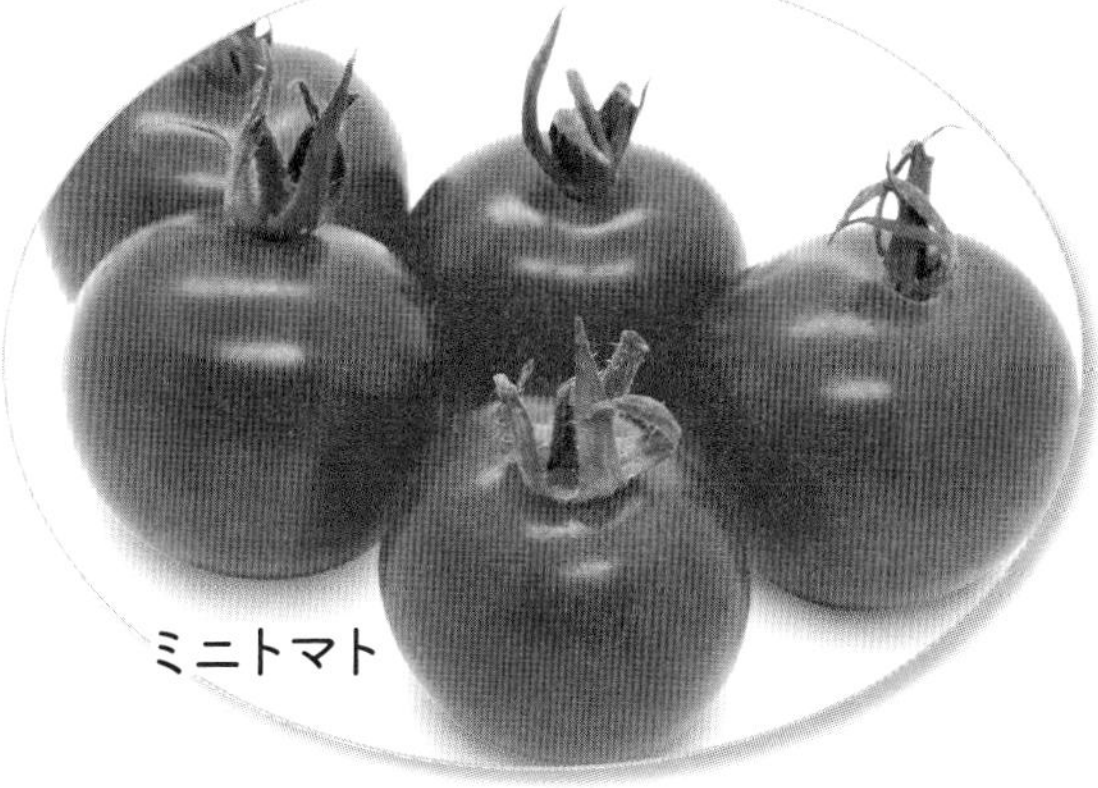

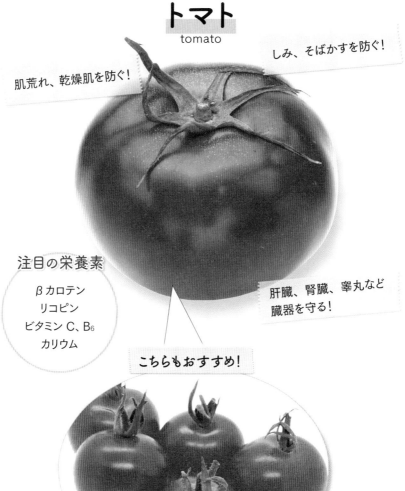

ミニトマト

大型トマトよりリコピンが豊富!

06 日本人の健康は「日本人の伝統食」で守る

健康な食生活を求めていくと、自ずと「**古代から食べ親しんできた伝統食**」にたどりつきます。大きなヒントとなったのは「縄文時代の食事」でした。

青森の三内丸山《さんないまるやま》遺跡には栗林の遺跡が残っており、農業とまではいかなくとも、簡単な植物栽培はされていたようです。

彼らの食生活は、現代の科学に照らし合わせても、**ヘルシーな食材ばかり**です。鹿や猪の肉にしても現代の豚肉や牛肉と比べるとずっと脂肪が少なく、低カロリー。しかもビタミン類やミネラルが豊富に含まれています。

そして、時代の名にもなった「縄文土器」をつくり始めたことで食料の貯蔵・調理も可能になりました。

さらに**発酵、燻製《くんせい》などの保存技術**も持ち合わせ、より豊かで、栄養価の高い食べ物が彼らの食卓を飾っていたのです。

縄文人は1万年前の私たちの先祖。私たちは、彼らと同じDNAを受け継いでいるのです。

病気の半分以上は「消化吸収不全」からもたらされます。そうした意味からも、**彼らの食生活は、今を生きる私たちのよきお手本になる**と確信しています。

健康の秘訣は「縄文食」にある！

「縄文食」3つの柱

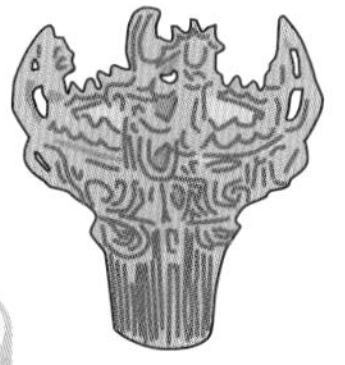

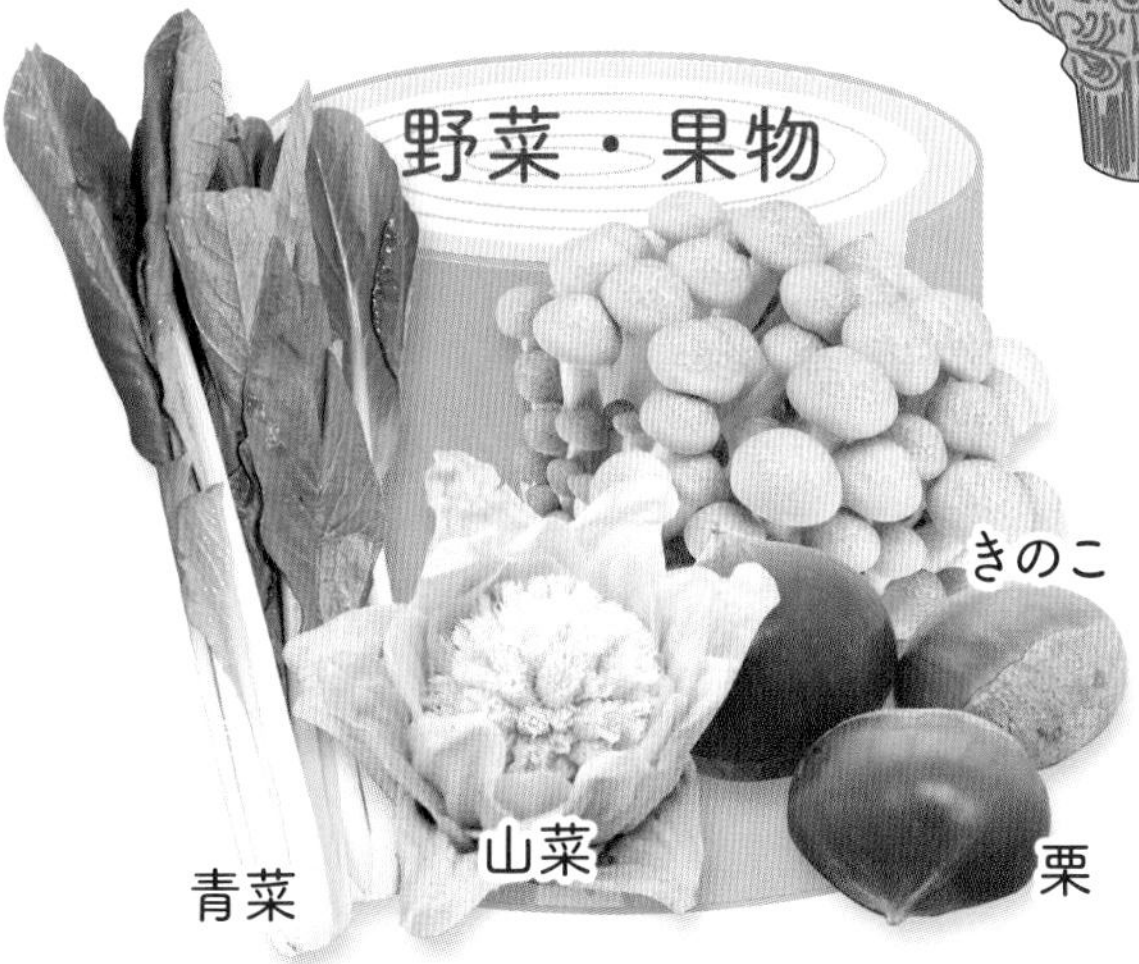

ヘルシーな食材ばかり！

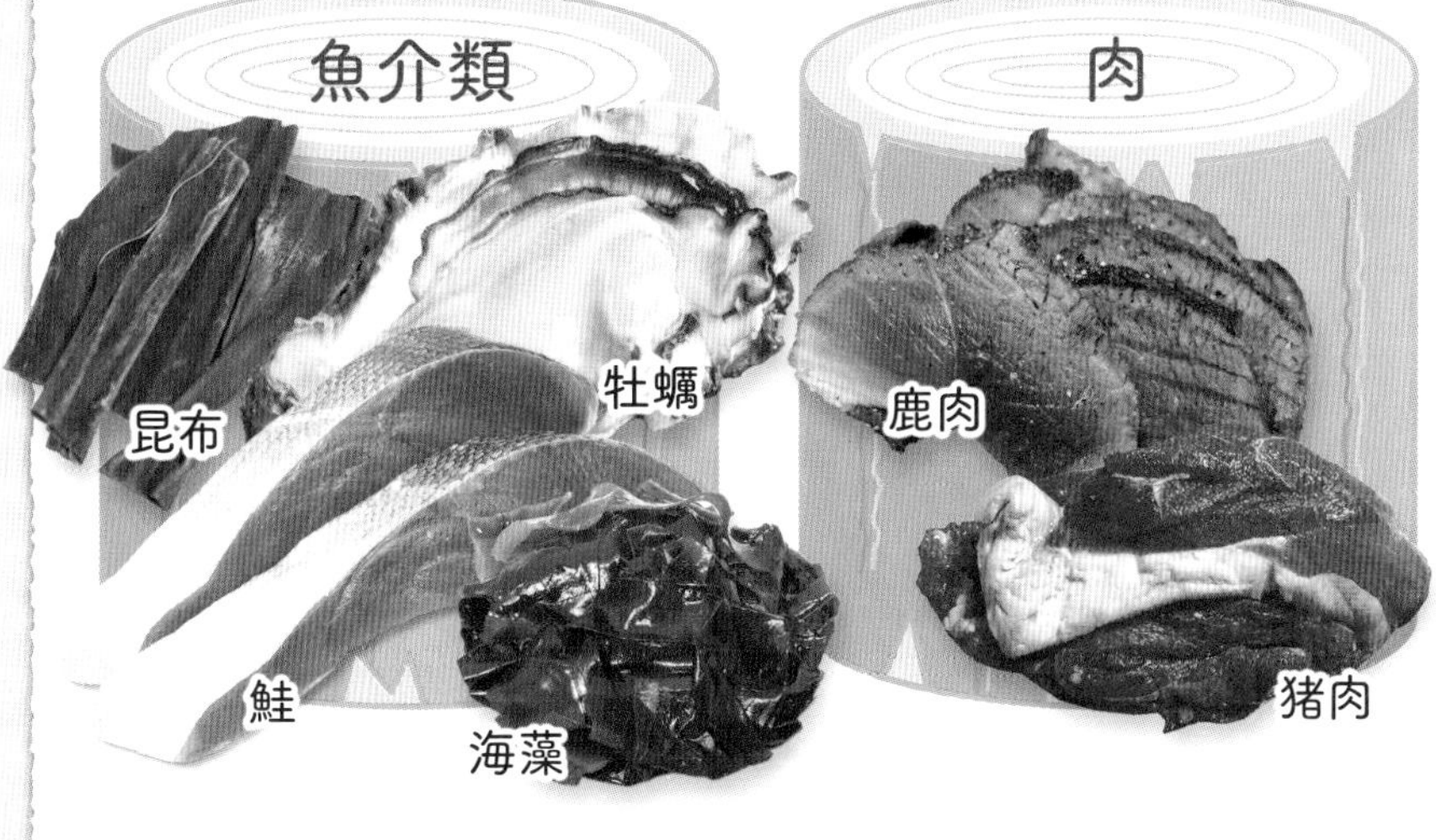

私たちのよきお手本に！

07

医者いらずの食べ方 ——ルールはたったの3つ

縄文式食生活と、現在の先端科学を組み合わせてつくりあげたのが「**済陽式食事療法**」です。

基本的には、免疫力を活性化させ、自然治癒力を高める食事で、次の8つの原則を設けています。

①塩分の制限
②動物性たんぱく質（牛・豚）の制限
③新鮮かつ低農薬・無農薬の野菜と果物を大量に摂取
④玄米、豆類、いも類を摂る
⑤乳酸菌、海藻類、きのこ類を摂る
⑥レモン、蜂蜜、ビール酵母を摂る
⑦油はオリーブオイル、ゴマ油や菜種油
⑧自然水を飲む

この8つは、**疲れない体、老化に負けない体、病気にならない体をつくる原理原則**と言えます。

もっとも、現在、病気を患《わずら》っていない健康な人にとっては、少々ストイックな面もあります。

そこで本書では「**免疫力アップ**」に焦点を当て、左記の**3つの方法に簡略化**して提案していきます。

「医者いらずの食べ方」3つのルール

①「野菜＆果物＋玄米ごはん」で効率よく栄養摂取！

- 野菜と果物の生ジュースを毎日500㎖以上飲もう！
- 週1〜2回は、栄養満点の玄米を食べよう！

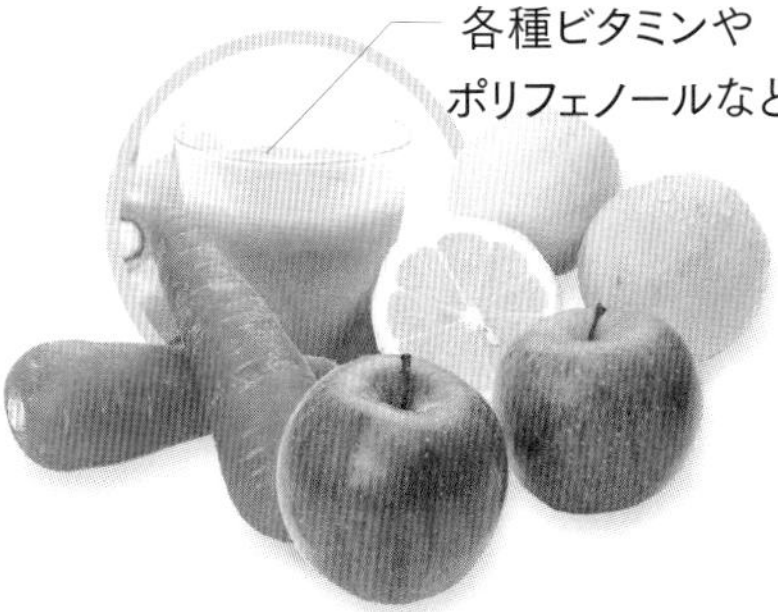

各種ビタミンやポリフェノールなどが豊富！

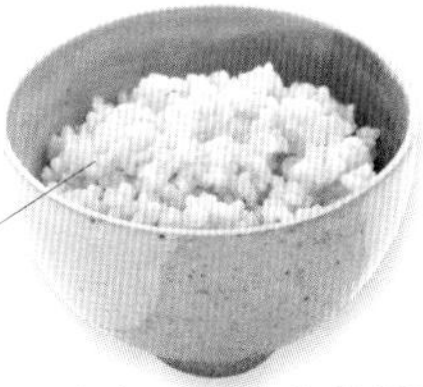

ビタミンB群やE、酵素、抗酸化物質のリグナン、食物繊維が豊富！
白米とミックスしても、胚芽米でもOK！

②「免疫力を高める食材」を摂る

ヨーグルト……乳酸菌が腸内環境を整える！

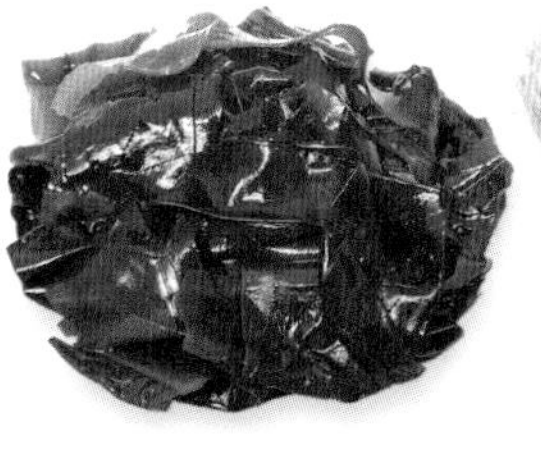

海藻……免疫作用を高めるカリウム、カルシウム、ヨード、鉄などミネラルが豊富！

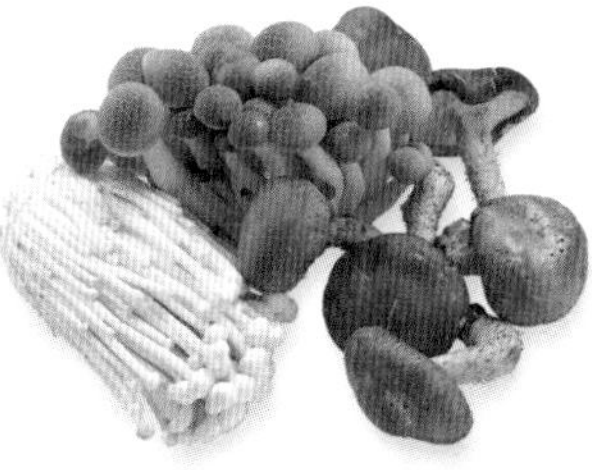

きのこ類……免疫作用を高めるβグルカン（椎茸）、クレスチン（カワラタケ）、シゾフィラン（スエヒロダケ）などが含まれている。

③「塩＋肉」の摂りすぎに気をつける

- 塩分の摂取は1日6g 程度に！
- 肉を食べるなら週3回程度に！

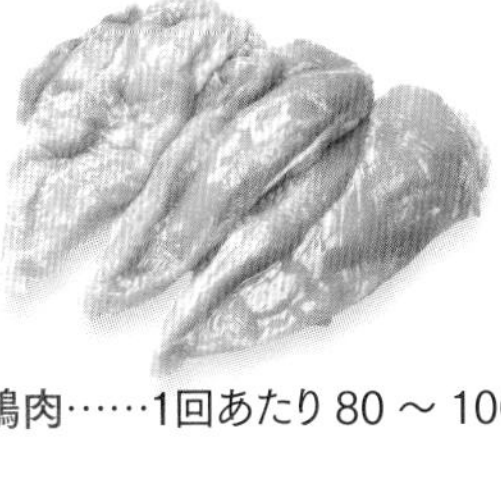

鶏肉……1回あたり 80 〜 100g

08

この36品目の食べ合わせが、体と心に効く！

それでは、具体的に何を食べればよいのでしょうか。

左ページの一覧表をご覧ください。

中には魚介類、とくに青魚のように、毎日食べたほうがよい食材もありますが、基本的には、**ひとつの食材を週に2〜3回、1週間トータルで36食材をバランスよく食べればいい**のです。

さらに本書では、多くの人が悩まされがちな症状別に有効な食べ物、食べ方を紹介していきます。

たとえば、疲れ、ストレス、肩こり・腰痛、冷え、肥満、便秘、しみ・しわ、老化、高血糖、高血圧、脂質異常症（高脂血症）……。このような症状を「防ぐ＋消す」ためには、どのような食材が有効で、どのような食べ合わせがより効果的なのか、具体的に提案します。

食べ合わせ――フードシナジー――とは、**食材が持つ栄養分を「最大限に高める食べ方」**のことです。その食材に足りないものを補ってバランスのよい料理にするだけでなく、同じ効果を持つ食材を合わせて食べれば、さらに効果がアップします。

もちろん、料理としての相性、おいしさも加味しています。

「医者いらずの体」をつくる36品目

種 類	品 目	疲れを防ぐ	肥満を防ぐ	老化を防ぐ	血管が強くなる	内臓が強くなる
穀類	白米				●	●
	玄米			●	●	●
肉	鶏	●				●
	牛	●		●		
魚介	鮭		●	●	●	
	カツオ	●		●		
	青魚			●	●	●
	タコ	●				●
	牡蠣	●	●	●		
	しらす干し			●		
甲殻	エビ		●	●		
海藻	昆布、ワカメ	●	●	●	●	●
野菜	にんじん	●	●	●	●	●
	カボチャ	●	●		●	
	ほうれん草	●	●		●	
	ねぎ、玉ねぎ	●			●	●
	にんにく	●			●	
	大根	●	●	●	●	●
	ブロッコリー	●	●	●		
	キャベツ		●	●	●	●
いも	じゃがいも	●		●	●	●
	しらたき		●			
きのこ	干し椎茸				●	●
果物	りんご	●	●	●	●	●
	レモン	●		●	●	●
	ぶどう			●	●	●
	梅干し	●	●		●	
種実	ナッツ類	●	●		●	●
	ゴマ	●	●	●		
乳製品	ヨーグルト		●	●		●
卵	鶏卵			●	●	●
豆	豆腐			●	●	●
	納豆	●			●	●
飲料	緑茶	●				●
調味料	酢	●			●	●
	蜂蜜	●				●

※特徴的な効能を掲載。

09 今日から「体が喜ぶ食べ方」をしてみよう

日本には昔から「**腹八分目**」という言葉があります。医学的にも7〜8分目が最適とされています。この状態を続けていくと、体は栄養の欠乏を察知し、細胞内の長寿遺伝子（サーチュイン遺伝子）が作動します。細胞の老化を阻止するため、活性化するのです。

食べる順番としては、**まず野菜から**食べましょう。野菜の**食物繊維には糖分を吸着する働き**があるので、後から食べる主菜やごはんの余分な糖分吸収を抑えてくれます。ほとんどの野菜は、血糖上昇指数であるグリセミック・インデックス（GI値）が低く、**血糖が上がりにくい**のです。いきなりごはんを食べると、少量でも血糖値が急激に上昇し、インスリンの分泌を促してしまいます。野菜から食べれば、脂肪の吸収も抑えるため、**中年太りのリスク回避**にもなります。

食事を始めてから、満腹中枢に満腹の信号が伝わるまで、20分はかかります。最低でも20分はかけて、ゆっくり食べましょう。

そのためには、**かむ回数を多くする**ことです。かむことで食欲の抑制、血糖値の上昇を防ぐことにもつながります。**唾液の分泌が促進され、免疫力もアップ**します。

血糖上昇指数の目安を知ろう

グリセミック インデックス
（Jenkins 1981）

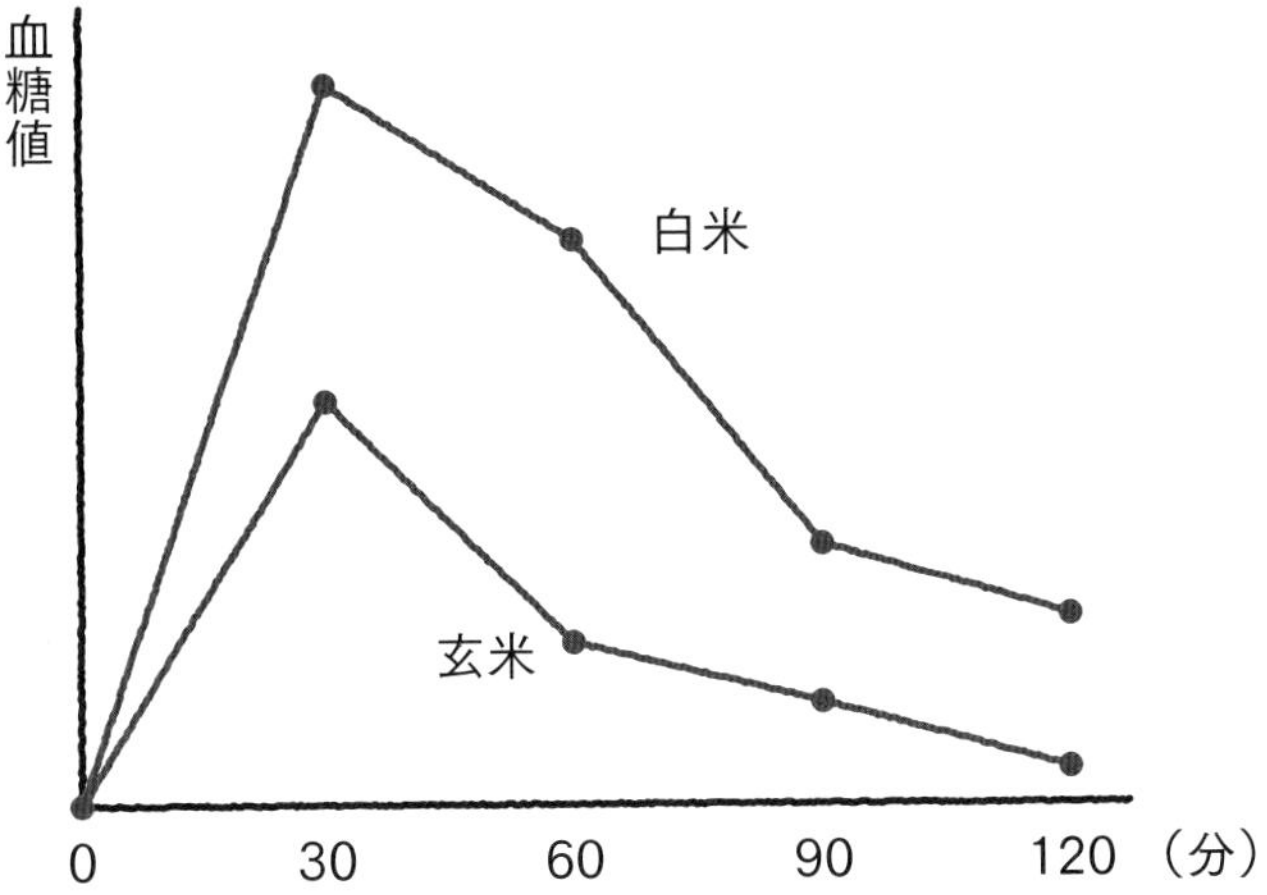

摂食後 2 時間までの血糖上昇持続指数
ブドウ糖 50g 摂取時の状態と比較して表す。

ぶどう	59
りんご	38
オレンジ	42
イチゴ	40
玄米	55
にんじん	47
サツマイモ	61
スポンジケーキ	87

（数値はシドニー大学）

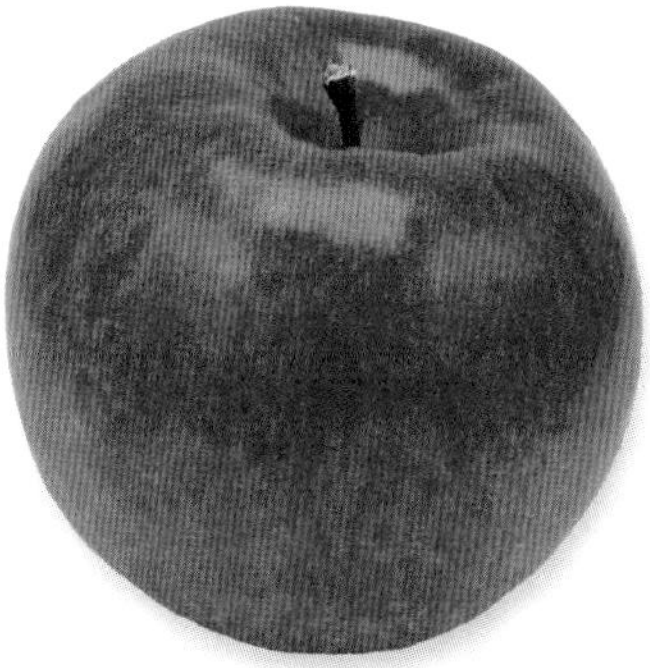

column

食事は1日3食、きちんととる

体は体内時計の働きで食事のリズムを記憶しているので、3食、規則正しくとることが重要です。

とくに**朝食を決まった時間にとることで、胃や腸などの器官が正常に働き出す**シグナルになります。食べないと、昼飯や夕飯を食べすぎてしまう傾向もあります。

昼食に関して日本人は、どうも軽視しがちな傾向があります。とくに忙しい人は、立ち食いそばや牛丼などの丼ものですませたり、コンビニでパンやおにぎりを買って、移動中に食べる……という人も見受けられます。

しかし、日中の活動のエネルギー源となるわけですから、**3食の中で質量ともに昼食を最も重視すべき**です。

逆に、**夕食は野菜を多めにとり、「腹七分目」で十分**です。食後から就寝までエネルギーの消費量はわずか。過剰にとり込んだ栄養は使いきれず、体脂肪となって体に蓄積されるだけです。

夜は吸収効率が高い時間帯ですので、余計、太りやすくなるのです。

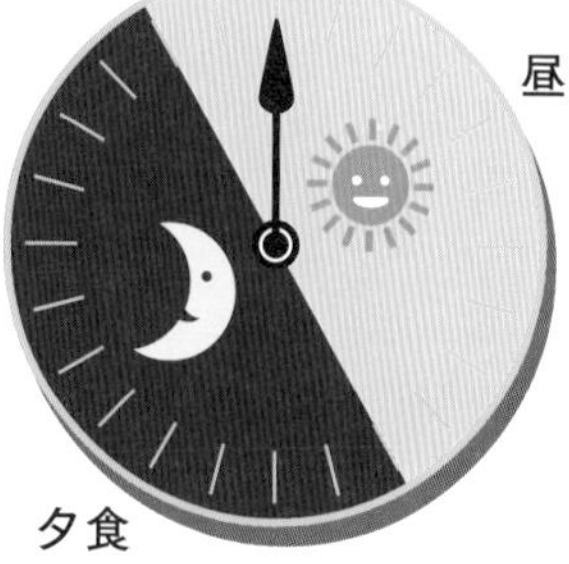

2章

しつこい疲れには、この食べ合わせが効く

01 疲れを放っておくと、やがて病気になる

健康の9割は、食事を中心とした生活習慣でつくれる。これが、医師として私がたどりついた結論です。

正確に言えば、健康の7割は食事、2割は睡眠や入浴、運動を含めた生活習慣、残りの1割は遺伝ということになります。

とりわけ「食事」は重要です。「何をどのように食べたか」、その**1食1食の積み重ねが、あなたの体をつくり、あなたの健康を左右**するのです。

よく、「満腹になるまで食べないと気がすまない」という人がいます。女性より男性に多く見られるのですが、これは体にとってけっして好ましいものではありません。

というのは、満腹になるまで食べると、消化を司《つかさど》る内臓の諸器官に大きな負担がかかり、それがもとで、体にさまざまな「疲れ」の症状を引き起こすからです。

たとえば、体がだるい、重いといった倦怠感をはじめ、すぐに息切れしてしまうスタミナ不足、目の疲れといった症状です。これらはわかりやすいでしょう。

つまり、**疲れをためないことが、病気を未然に防ぐポイント**と言えます。まずは、左に紹介した5つの食べ方をやめることが、疲れを撃退する近道です。

まず、「疲れをためる食べ方」をやめよう

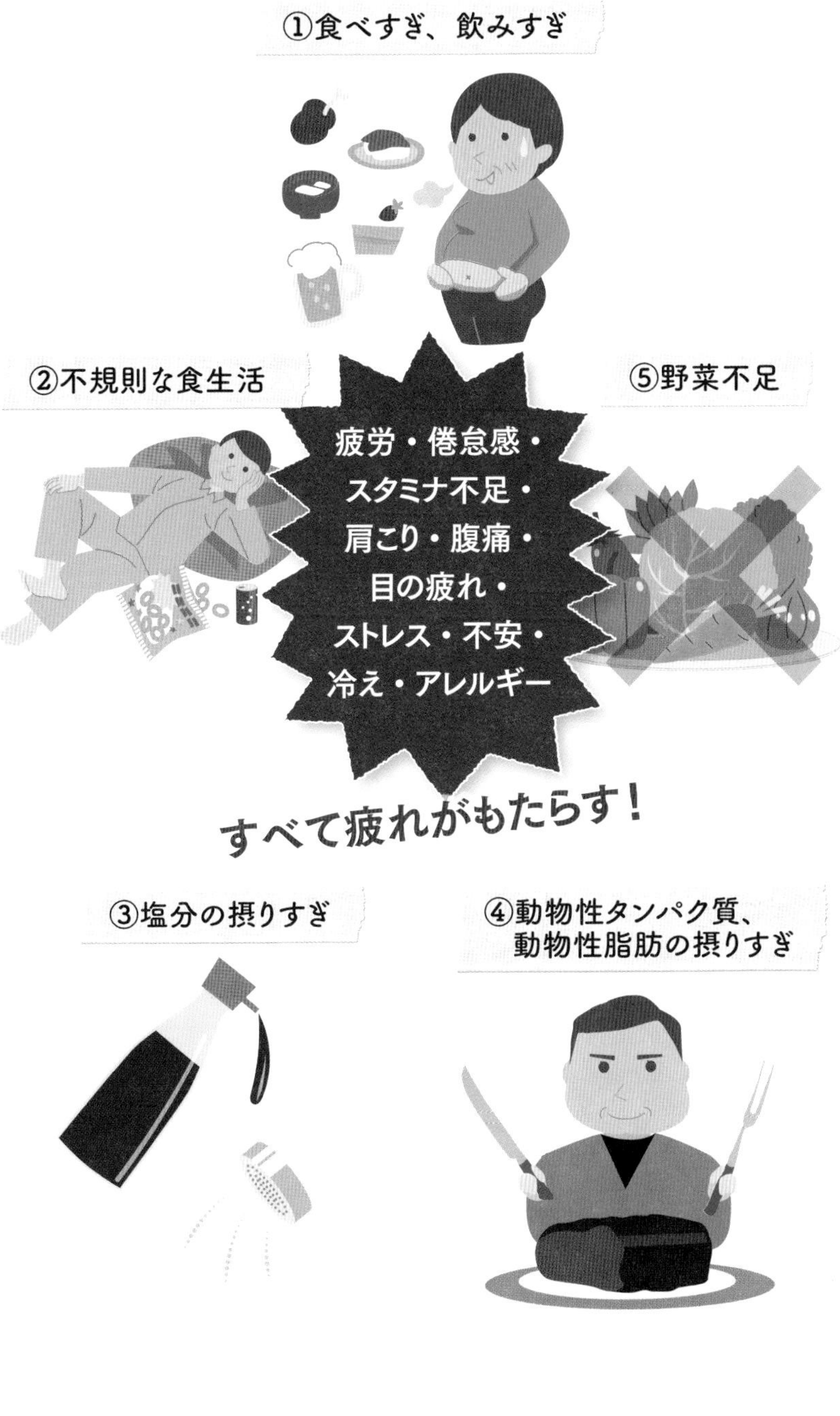
①食べすぎ、飲みすぎ
②不規則な食生活
⑤野菜不足
疲労・倦怠感・
スタミナ不足・
肩こり・腹痛・
目の疲れ・
ストレス・不安・
冷え・アレルギー
すべて疲れがもたらす！
③塩分の摂りすぎ
④動物性タンパク質、
動物性脂肪の摂りすぎ

02 目指すは「体温36・5度の体」

疲れは、「自律神経の乱れ」が原因で生じます。

自律神経と免疫力は相互に連携しています。免疫力の主力である白血球は、顆粒球《かりゅうきゅう》とリンパ球に大別できます。

自律神経のバランスがよいときは、顆粒球とリンパ球が互いに必要なときに出動して体を守ってくれます。しかし、どちらか一方に傾くと、さまざまな弊害が生じます。

リンパ球は「免疫力の源」と言えます。

減少したリンパ球を活発化させるには、充分に休息をとり、リラックスすることが大切です。

また、「体温」も重要です。熱を活発につくることができれば、自然と体温が上がり、リンパ球も増えます。

つまり、「免疫力が高まる」のです。

最近、日本人の平均体温は下降傾向にあります。

理想的な体温は36・5度。

体温が1度下がると、免疫力は4割低下するというデータもあります。基礎代謝も約1割落ちるため、カロリー消費能力も低下し、肥満の要因になります。

熱をつくる良質なたんぱく質と、代謝を促進するビタミンB群、抗酸化作用のあるビタミンA、C、E。これらを含む食材を、積極的に摂ることが大切です。

「体の中が温かい人」は免疫力が強い

体温は免疫力のバロメーター

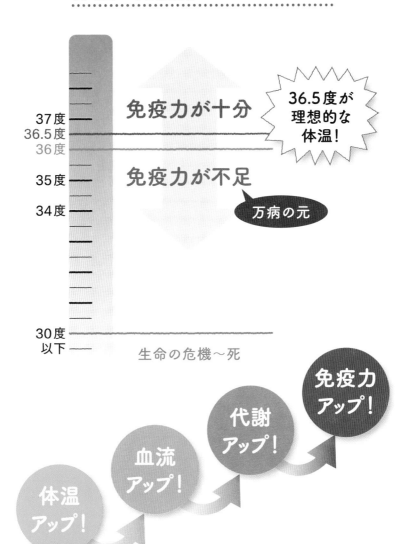

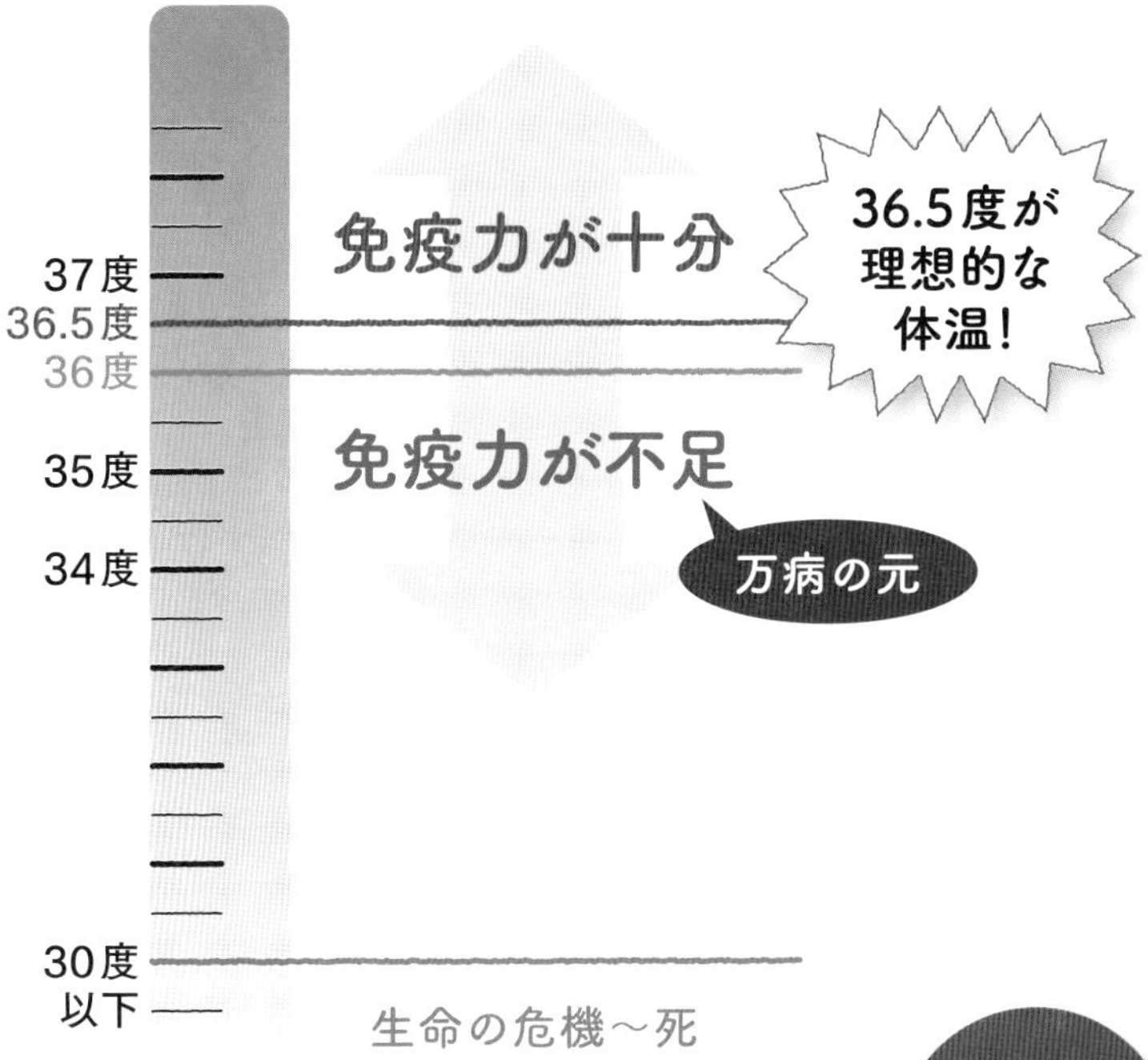

03 これが「疲れを撃退する」最強食材！

疲れをとるには睡眠時間を十分にとったり、お風呂にゆったりとつかったりして、体を休めることが大事です。くつろいで、心身ともにリラックスすることが、免疫力の源であるリンパ球の活性化につながります。

とはいっても、忙しい毎日を過ごす中で、十分な休養がとれない人も少なくないでしょう。

だからこそ、**食べ方を工夫することによって、効率よく、効果的に疲れをとる**ことが大切なのです。

疲れには、活性酸素も深く関わっています。

活性酸素は体内でエネルギーがつくり出される際に発生し、強力な酸化力を持ちます。つまり、体をサビつかせるのです。

この有害物質を除去する働きがあるのが、「**抗酸化物質**」です。文字どおり、体がサビつくのを防ぐ作用をします。「**疲れを元からとり除く」という意味では最強の物質**と言えるかもしれません。

左に挙げた、疲れをとる食材とともに、抗酸化物質を含む食品をうまく組み合わせて、毎日の食卓を飾れば、疲れやすい体、疲れが抜けない体から簡単に脱却できます。ただの疲れと放置せず、早めに対処しましょう。

この食材で疲れをスッキリとろう！

❶ クエン酸が豊富な食材

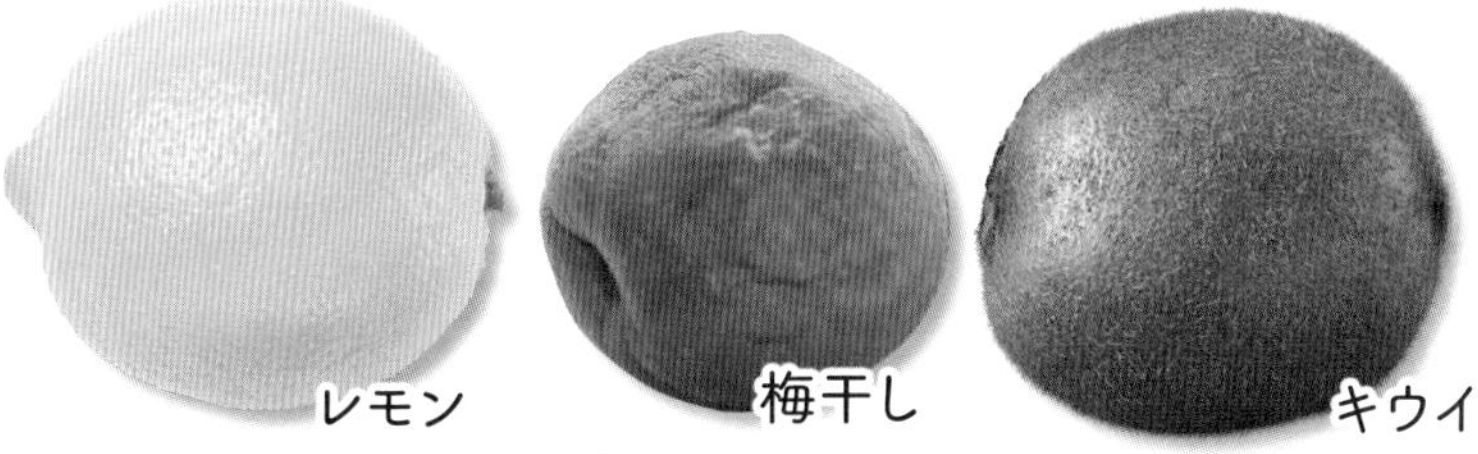
レモン
梅干し
キウイ

疲労物質を炭酸ガスに分解し、尿として排出させる。

❷ イミダペプチドが豊富な食材

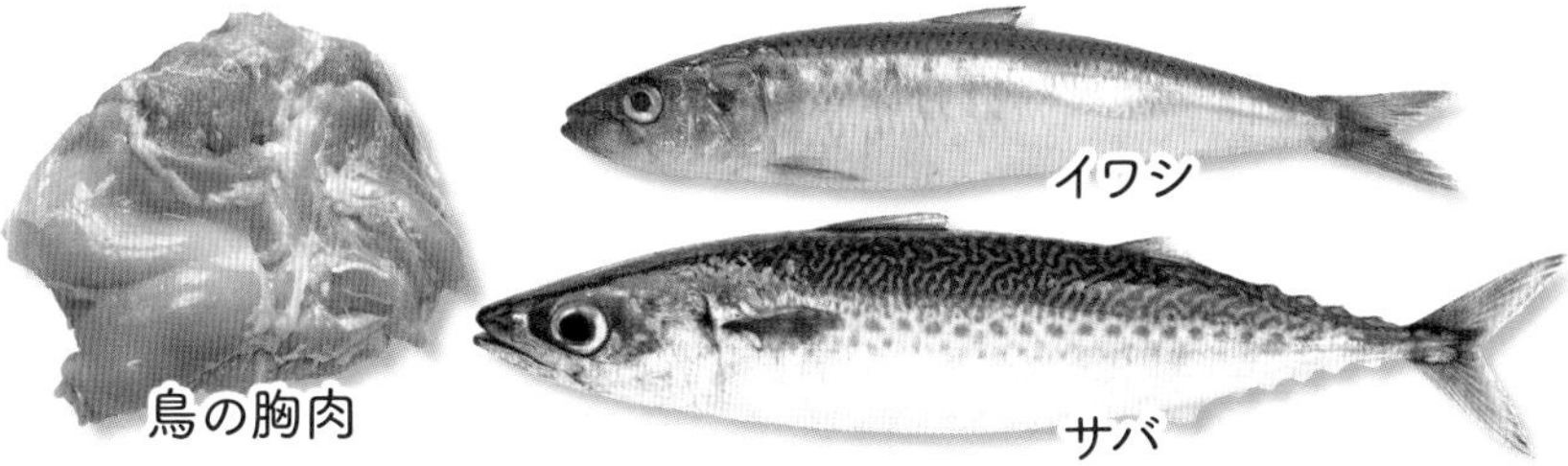
鳥の胸肉
イワシ
サバ

渡り鳥や回遊魚が長時間、飛んだり、泳ぎ続けたりできるのは、イミダペプチドに筋肉疲労を防ぐ働きがあるから。サンマやマグロにも豊富。

❸ 抗酸化物質が豊富な食材

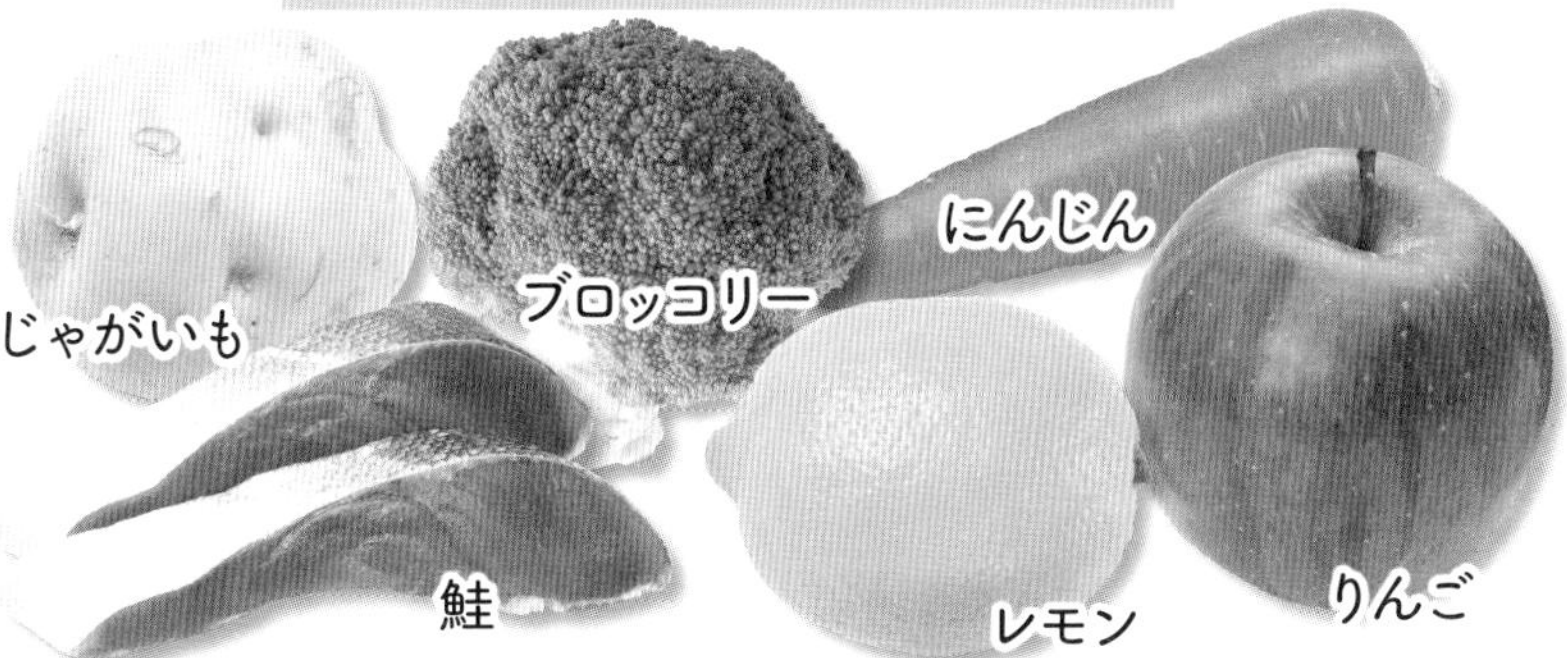
じゃがいも
ブロッコリー
にんじん
鮭
レモン
りんご

ビタミンCやE、A、アントシアニン、βカロテン、リコピン、アスタキサンチンなどの色素、カテキン、ルテイン、ペクチン等々。

04 「じゃがいも＋鶏肉」で抗酸化・免疫力アップ

体がだるい、重い、寝ても疲れがとれない……。

この症状には、**抗酸化作用があり、免疫力を高める食べ物を摂る**ことがポイントです。

とくにおすすめなのは、**ビタミンCを多く含むじゃがいもです。**ビタミンCは水溶性ビタミンのため、調理で失われやすいのが難点。ところが、じゃがいものビタミンCは、デンプンと結合しているため損失しにくいという大きな利点があります。

また、じゃがいもにはカリウムが多いのも特長です。カリウムには、体内のナトリウムを排出して血圧を下げる効果があり、むくみの改善にもなります。そのほかにも、消化の促進、肉による食中毒に対して解毒作用があるパントテン酸も含まれています。

体を病気から守る免疫細胞は、たんぱく質からつくられます。ですから、**肉とじゃがいもを一緒に食べることで、さらなる免疫力アップにつながる**のです。

ただし、ガンの発症リスクを高める動物性たんぱく質は、摂りすぎに注意が必要です。**鶏肉は脂肪量が少ないうえ、血流をよくする不飽和脂肪酸が豊富**なので、豚・牛に比べるとリスクは減少します。

医者いらずの食べ合わせ①

「疲労・倦怠感」を撃退！

じゃがいも
potato

活性酸素の除去に有効なビタミンCの宝庫

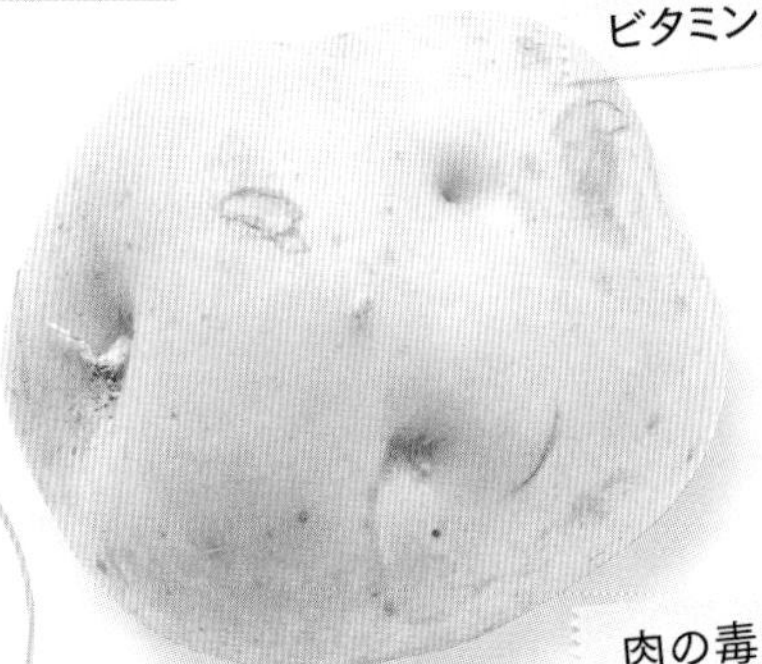

注目の栄養素

ビタミン C
カリウム
クロロゲン酸

肉の毒素を消すパントテン酸も豊富！

＋

鶏肉
chicken

脂肪量は牛や豚の半分

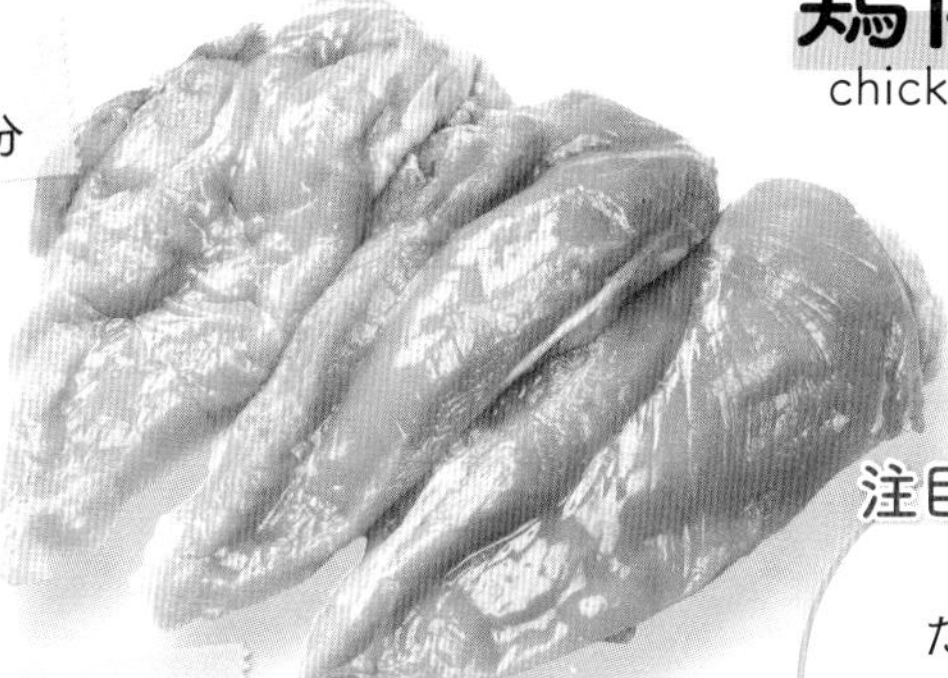

血流をよくする不飽和脂肪酸が豊富

注目の栄養素

たんぱく質
マグネシウム
ビタミンB群

ビタミンCとたんぱく質を効率よく摂って、免疫力アップ！

おすすめの食材

牛肉、豚肉、玉ねぎ、にんじん など

05 滋養強壮は「にんにく＋カツオ」が断然おすすめ

疲労回復に効く食べ物と聞けば、にんにくを思い浮かべる人も多いでしょう。

にんにくの効果は、紀元前4500年頃から広く知られています。エジプトでは、ピラミッド建設に携わった**労働者のスタミナ源**として「にんにく、かぶ、玉ねぎ」を大量に支給したという記録が残っています。中国でも万里の長城造成時に、**体力回復に用いた**そうです。

日本では、弥生から古墳時代にかけて朝鮮半島から伝《でん》播《ぱ》したと言われています。『源氏物語』には、風邪をひいた女房がにんにくのおかげで快方に向かったものの、夫の面会を拒絶した、というくだりがあります。にんにくが薬として使われていたことが窺《うかが》えます。

近年の研究では、**にんにくパワーの源は臭いの成分にある**ことがわかっています。この臭い成分は「アリシン」というイオウ化合物です。

アリシンは、にんにくに含まれるビタミンB_1と結合して「アリチアミン」となります。代謝の活性化、免疫力アップをはじめ、ガンの予防、高血圧の降圧効果、血小板凝集を抑制する作用などがあることが、科学的に明らかになっています。

そのほか、臭い成分アリシンの**殺菌・抗菌効果**はよく知られています。この殺菌効果を根拠に、にんにくが結核患者の治療に使われたこともあるほどです。

近年では、**にんにくの抗ガン作用**も注目されています。ガン食事療法の先駆者、マックス・ゲルソン博士は、1世紀ほど前に、にんにくをよく食べる南イタリアやギリシャでは、ガン発生率が低いことを突き止めました。

また、アメリカと中国の共同疫学調査によると、にんにくをあまり食べない人たちに比べ、よく食べる人たちの胃ガン発生率は半分以下と報告されています。

ただ、アリシンには強い酸化作用があるため、胃の粘膜を荒らしたり、下痢を引き起こすことがあります。胃が弱い人、空腹時の食べすぎには注意が必要です。

調理をする際は、にんにくの味噌漬けや焼酎漬け、あるいはそのまま焼くなど、丸ごと食べることをおすすめします。切ったり、つぶしたりすると、アリシンの刺激が一層、強くなるからです。

にんにくと一緒に食べたいのが、青魚のカツオです。カツオは、良質なたんぱく源であるとともに、EPA（エイコサペンタエン酸）やDHA（ドコサヘキサエン酸）を多く含み、これが血行をよくし、脳の働きを活性化してくれるのです。

近年では、**カツオに含まれるアミノ酸の一種「アンセリン」が疲労回復に効果がある**という研究結果も出ています。

また、血合い部分にビタミンB群が多く含まれています。にんにくのアリシンと結合することで、スタミナ効果が一段と高まります。

まさに「味よし、栄養よし」、安心して食べられる一品です。

カツオ
bonito

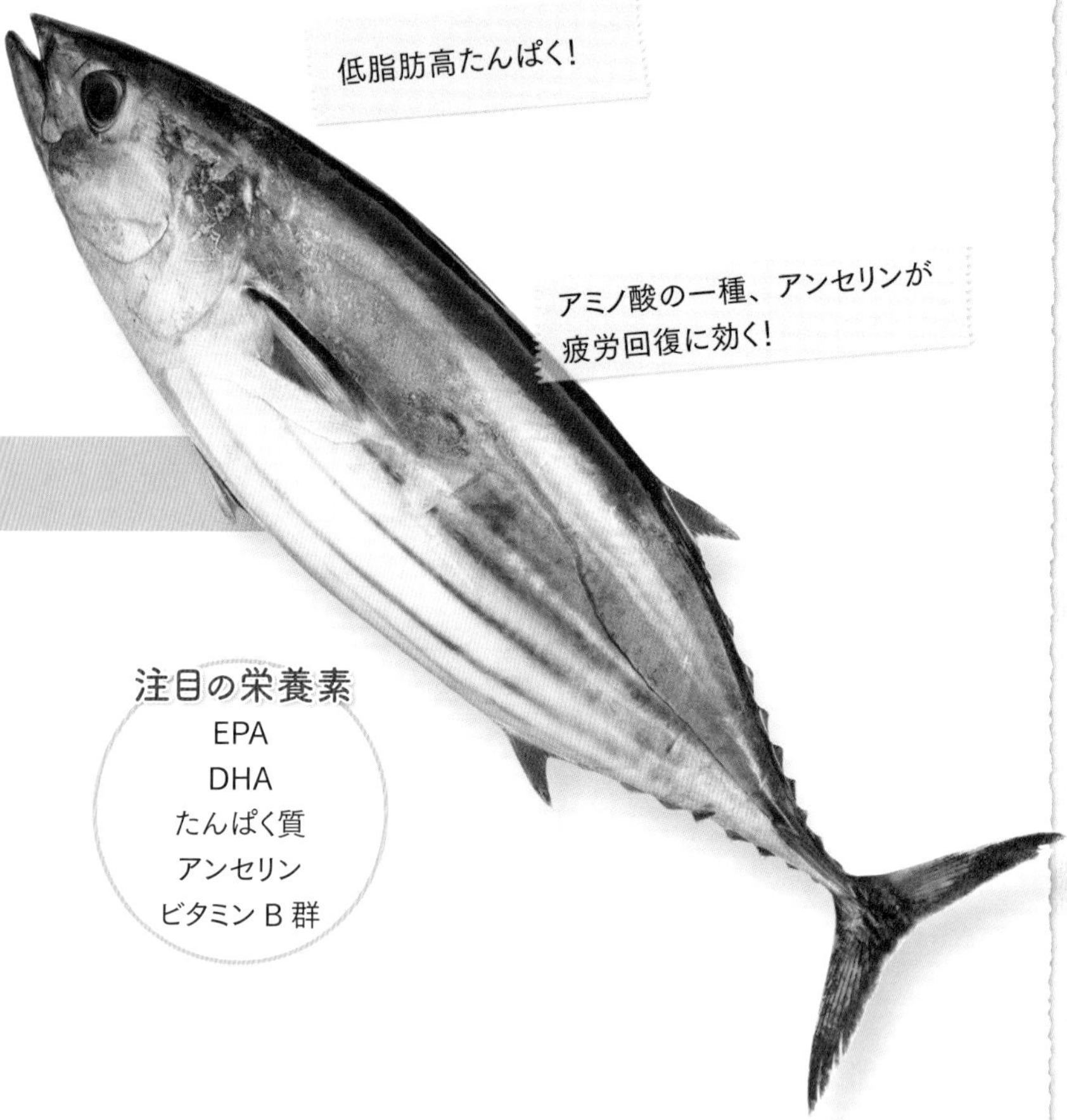
低脂肪高たんぱく!
アミノ酸の一種、アンセリンが
疲労回復に効く!

注目の栄養素
EPA
DHA
たんぱく質
アンセリン
ビタミンB群

カツオのアンセリンが、にんにくパワーをさらに増強!

医者いらずの食べ合わせ②

「疲労・倦怠感」を撃退！

にんにく
garlic

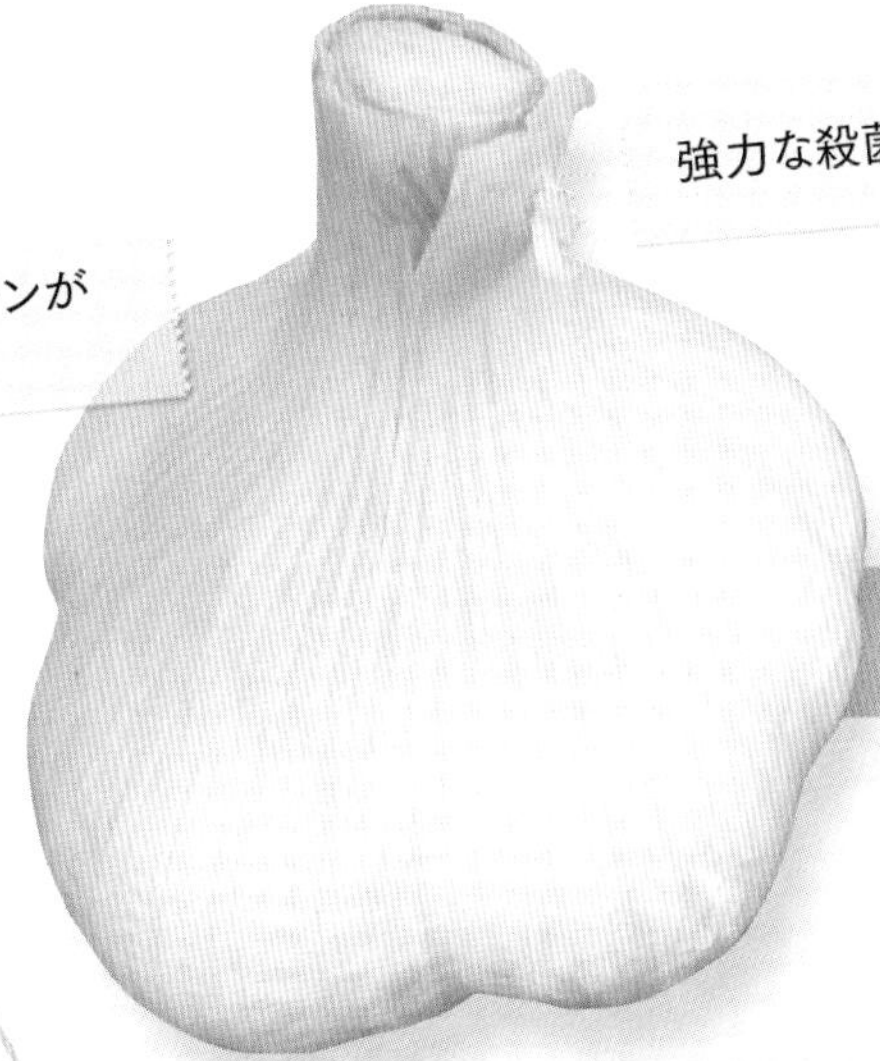

強力な殺菌力

臭い成分アリシンがパワーの源

代謝の活性化、免疫力アップ、ガンの予防など、さまざまな効果が！

注目の栄養素

アリシン
ビタミン B_1、B_2
カリウム

おすすめの食材

トマト、長いも、卵 など

医者いらずのコツ

にんにくは、丸ごと食べるのがコツ。切ったり、つぶしたりすると、アリシンの刺激が一層、強くなるからです。

06 スタミナ食「牡蠣」は「酢」をかけて効果倍増！

若い頃は、一晩徹夜をしても何ともなかったのに、最近はスタミナ不足が気になる……。そんな人にうってつけなのが、**「海のミルク」牡蠣**です。

牡蠣は、グリコーゲン、アミノ酸のタウリン、亜鉛や鉄などのミネラル、さらに豊富なビタミン類を含み、栄養がぎっしりと詰まった「海の恵み」です。

スタミナ不足を補う主力が「グリコーゲン」です。グリコーゲンは、長時間のスポーツや飢餓などで、エネルギーが不足した際にブドウ糖となって代謝されます。つまり、非常時のエネルギー源なのです。

亜鉛は生殖のミネラルと言われ、皮膚細胞や生殖細胞の代謝を受け持ち、不足すると皮膚が荒れ、精子の減少、不妊症の一因になります。

牡蠣は、やはり酢をかけて食べるのがおすすめです。

酢には、強力な殺菌作用に加え、牡蠣の亜鉛や鉄分といった**ミネラル分を体内に吸収しやすくする効果（キレート作用）**があるからです。酢そのものが高エネルギー源で、酢に含まれるクエン酸は血流をスムーズにし、新陳代謝を活発にして疲労を回復してくれます。

まさしく「最強のスタミナ食」と言えます。

医者いらずの
食べ合わせ③

「スタミナ不足」を撃退！

牡蠣
oyster

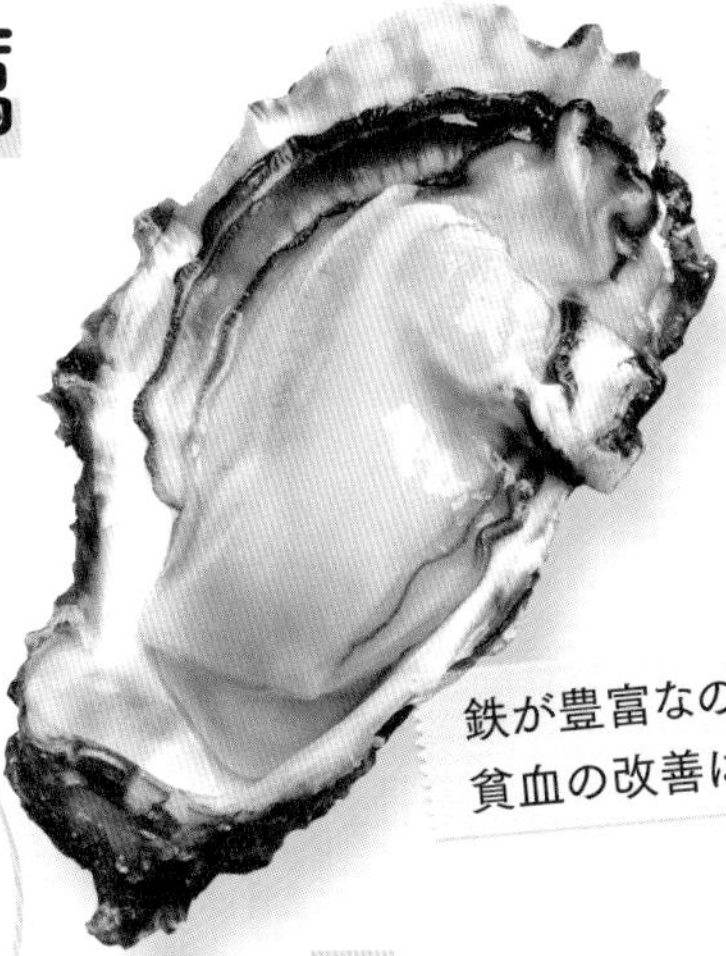

亜鉛含有量は、
うなぎの3倍！

鉄が豊富なので、
貧血の改善に有効！

注目の栄養素

亜鉛、鉄
グリコーゲン
タウリン

＋

酢
vinegar

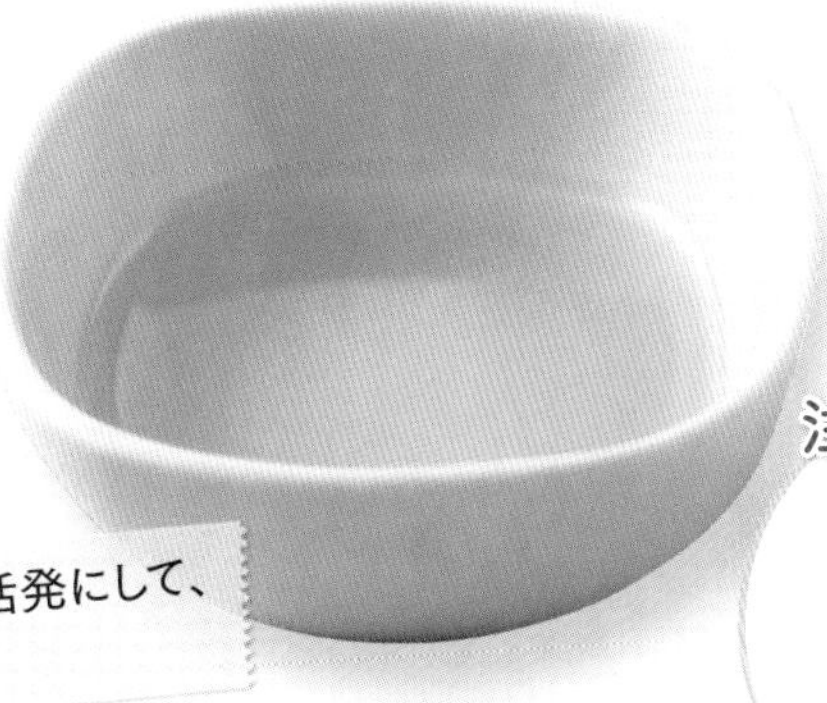

強力な
殺菌力

新陳代謝を活発にして、
疲労を回復！

注目の栄養素

クエン酸

牡蠣の栄養分を吸収しやすくなる。
まさに、最高のスタミナ食！！

おすすめの食材

レモン、大根おろし など

07 ビタミン豊富な「カボチャ＋ナッツ」で血行促進

肩こりや腰痛に悩まされている人は非常に多いですが、根本的な要因のひとつに血行障害があります。血流が悪くなることで疲労物質を効率よく代謝できなくなり、こりや痛みを伴うわけです。

血液の流れを改善するためには、代謝に必要なビタミンB群と、末梢血管を拡張し、血行をよくするビタミンEを含む食べ物を摂取することです。

カボチャは、ビタミンB群、ビタミンEとともに「**抗酸化ビタミン**」と言われるビタミンCも豊富に含んでいるので、うってつけの食材と言えるでしょう。

βカロテンが豊富であることから**アンチエイジング効果**も期待できます。高血圧によいカリウム、便秘の予防・改善に効果的な食物繊維も多く含まれています。

食べ合わせとしては、**ビタミンEが非常に豊富なアーモンドなどのナッツ類や鮭がおすすめ**です。

また、抗酸化をパワーアップするビタミンCを多く含むレモンやじゃがいも、ブロッコリーなどと食べ合わせるとよいでしょう。

代謝をよくするビタミンB群では、豚肉やうなぎ、玉ねぎなどもおすすめ。疲労回復にも効果的です。

医者いらずの食べ合わせ④ 「肩こり・腰痛」を撃退！

カボチャ
pumpkin

代謝を活性化し、
血行をよくする！

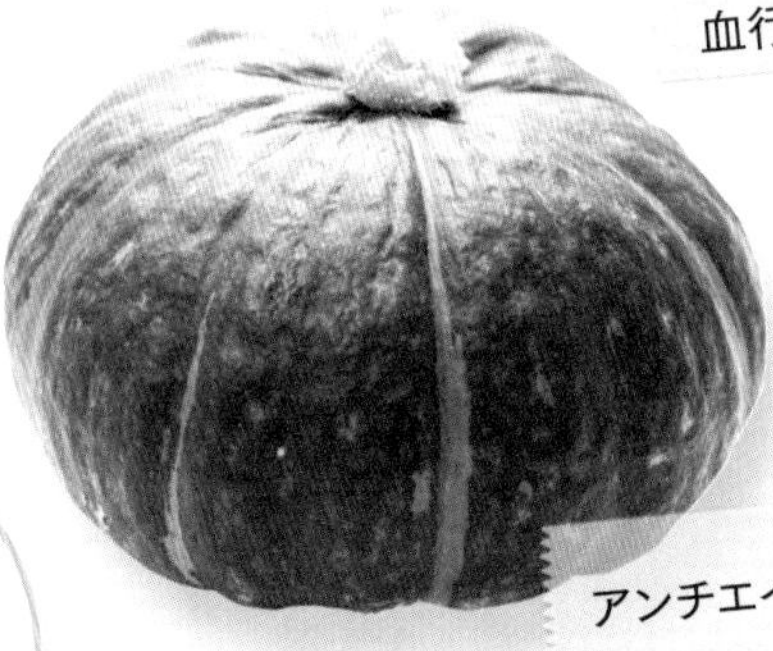

注目の栄養素

ビタミンB群
ビタミンC、E
βカロテン

アンチエイジング効果も！

＋

ナッツ類
nuts

おやつや
晩酌の肴にもいい！

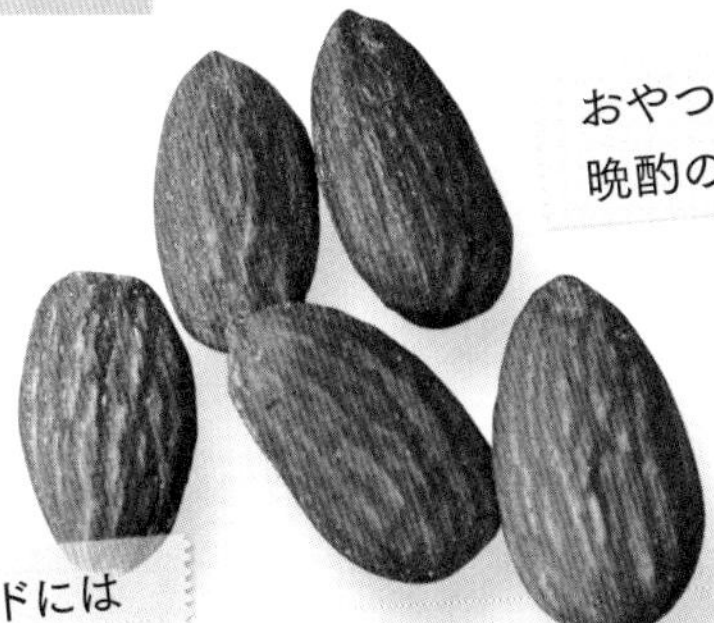

特に、アーモンドには
ビタミンEが豊富！

注目の栄養素

ビタミンC、E
カルシウム
βカロテン

おすすめの食材

鮭、レモン、豚肉、海藻 など

血流がよくなり、
こりも痛みも解消！

08 「タコ」と「海藻」のタウリンが目を守る

今は、多くの人がパソコンやスマートフォンなど、より至近距離で液晶画面とにらめっこしている時代です。目に疲れがたまるのは、当然と言えば、当然でしょう。

目を休めることが予防の第一ですが、食べ物で改善することもできます。

栄養素としては、ビタミンAやB群、C、亜鉛、ルテイン、DHA、そしてタウリンがよいとされています。

タウリンはアミノ酸の一種で、**目の新陳代謝も促進**することから多くの目薬にも配合されています。

体の中でも合成されますが、量は少ないので、食べ物から積極的に摂取することがとても大事です。

タウリンが豊富な食べ物は魚介類、とくにタコやイカ、牡蠣、ホタテ、サザエなどです。

タコは、イカとともに、**高たんぱく、低脂肪、低カロリー**で代表的なヘルシー・シーフードです。

食べ合わせとして、**昆布やワカメなどの海藻がおすすめ**です。眼球を保護する強膜の機能をサポートする**カルシウムが豊富**です。また、低カロリーで、タウリンも含まれており、目だけでなく、高血圧などの改善に力を発揮します。

医者いらずの食べ合わせ⑤ 「目の疲れ」を撃退!

タコ
octopus

目の新陳代謝を
促進するタウリンが豊富!

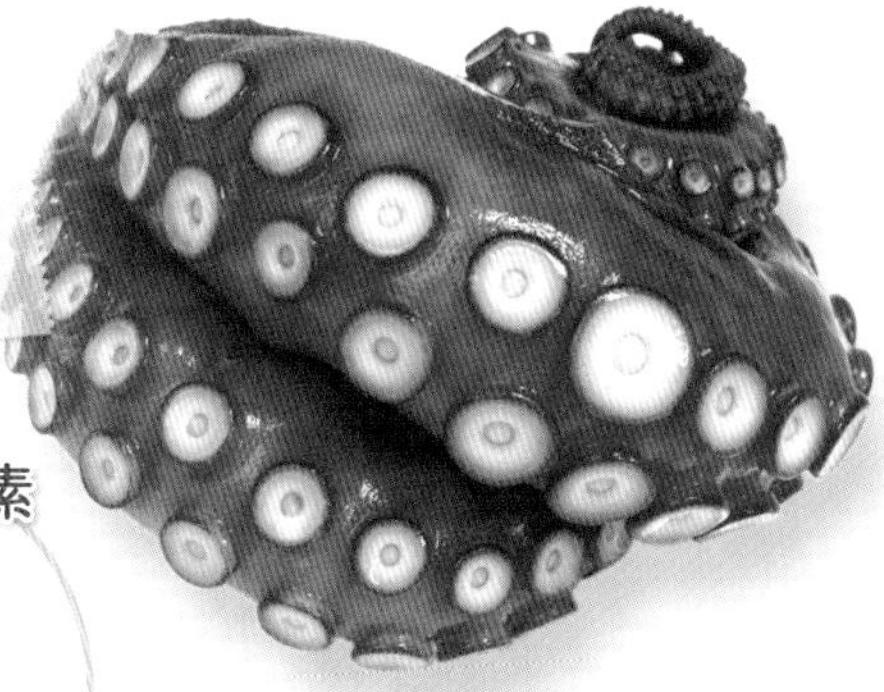

低カロリーで
栄養抜群!

注目の栄養素

タウリン
ビタミンB群

＋

海藻
sea vegetable

免疫力アップ!

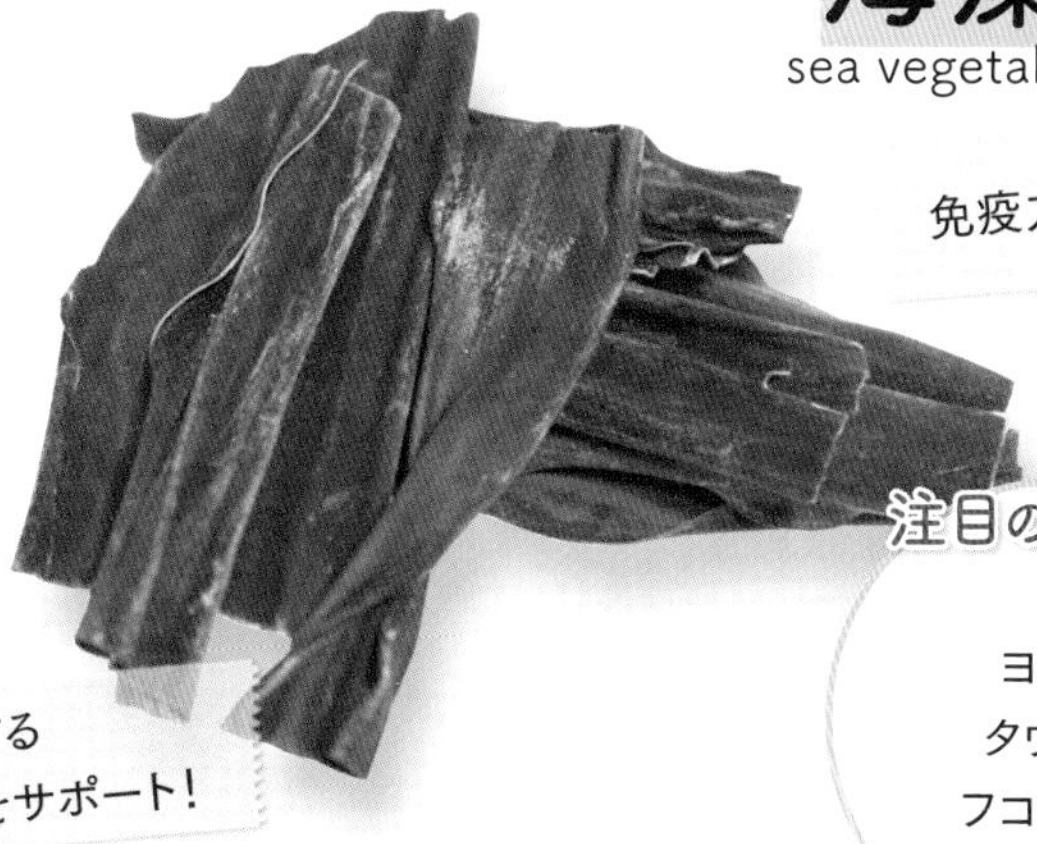

眼球を保護する
強膜の機能をサポート!

注目の栄養素

ヨード
タウリン
フコイダン

おすすめの食材

酢、ブロッコリー など

**タウリン豊富な食材で
目の健康を守る!**

09 「緑茶」でほっと一息、「梅干し」で疲れを癒す

「ちょっと一服」「コーヒーブレイク」――。これは、健康を守るうえで、とても理にかなった習慣です。

緑茶やコーヒーには、カフェインが含まれています。

ひと口飲むと苦みを感じ、拒絶反応である「排泄反射」が起こります。カフェインを摂ると、トイレが近くなるのはそのためです。じつはこの拒絶反応が**副交感神経を刺激するため、リラックスできる**のです。

しかし、副交感神経の反応が収まった後には、交感神経が優位になり、興奮作用で元気が湧いてきます。

つまり、緑茶やコーヒーはリラックスさせた後に「さぁ、もう一踏ん張り！」と元気、やる気を引き出してくれる優れた飲み物なのです。

緑茶の独特の渋みを生み出す**カテキンには、高い抗菌・抗酸化作用**があります。

緑茶のお供と言えば、梅干しです。

梅干しは、**カルシウムの吸収を助け、疲労回復効果が高いクエン酸が豊富**なので、ストレス対策にはうってつけ。お茶との相性も抜群です。

梅干しには、血圧を安定させる作用もあります。お茶と梅干しは、**高血圧の方にもおすすめ**の食べ合わせです。

医者いらずの食べ合わせ⑥

「ストレス」を撃退!

緑茶
green tea

カテキンには、高い抗菌・抗酸化作用が!

健康を守る一服の清涼剤

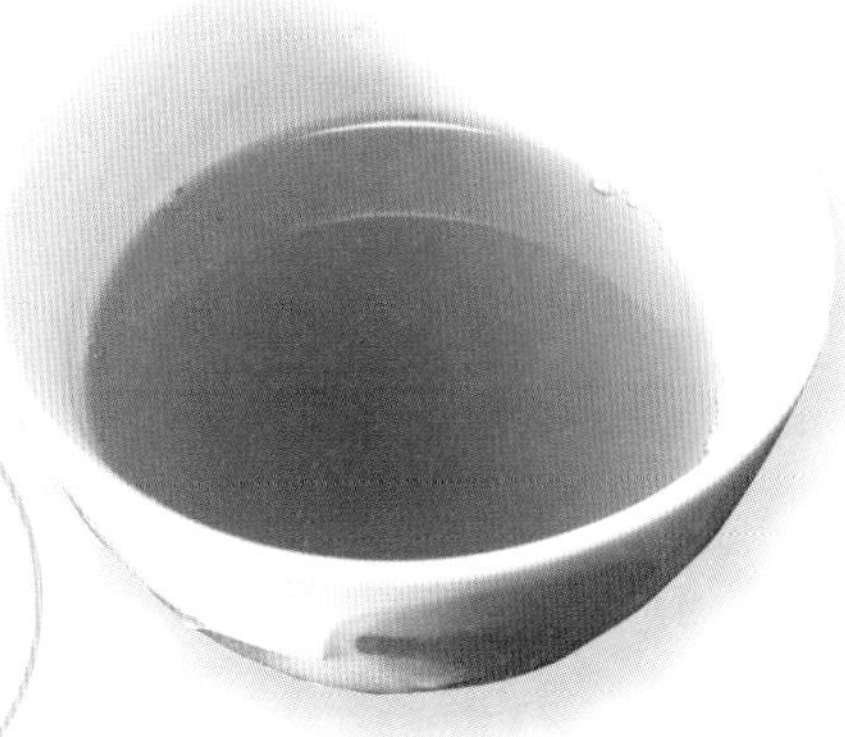

注目の栄養素

カフェイン
カテキン

梅干し
pickled plum

カルシウムの吸収を助ける

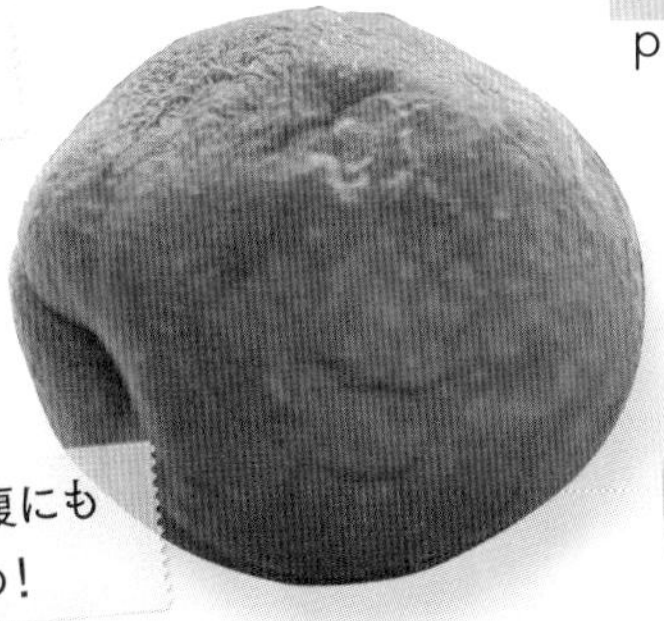

疲労回復にもおすすめ!

注目の栄養素

クエン酸

おすすめの食材

干し柿、干しいも など

ストレス撃退にぴったり!

10 「ゴマ＋ほうれん草」は"食べる精神安定剤"

ゴマの成分の20％は良質なたんぱく質です。じつは、その中に**精神を安定させる成分**が隠されています。

まずは、イオウを含む含硫《がんりゅう》アミノ酸のメチオニンです。ヒステリーを引き起こすヒスタミンの作用を和らげて反応を軽減するほか、**抗うつ状態に即効性**があります。

さらに「幸福のホルモン」の別名を持つ神経伝達物質、セロトニンの原料となるたんぱく質、トリプトファンをはじめ、脳内でセロトニンを合成するビタミンB_6、ナイアシン、マグネシウムなどがバランスよく含有されています。

セロトニンには鎮痛・催眠・精神安定作用があり、気持ちを落ち着かせ、穏やかにしてくれます。そして**脳内でストレスが生まれにくい環境をつくり出す**のです。

食べ方としては、**すりゴマにして、ほうれん草やブロッコリーなど緑黄色野菜と一緒に**食べれば、ゴマの持つ油脂分によって野菜のβカロテンが吸収しやすくなります。ほうれん草のおひたしなどにかけて食べましょう。

また、ほうれん草やブロッコリーなどに含まれるビタミンCが、ゴマの鉄分の吸収を助けるため、とても相性のよい食べ合わせと言えます。

医者いらずの
食べ合わせ⑦

「不安」を撃退！

ゴマ
sesame

精神安定成分が
たっぷり！

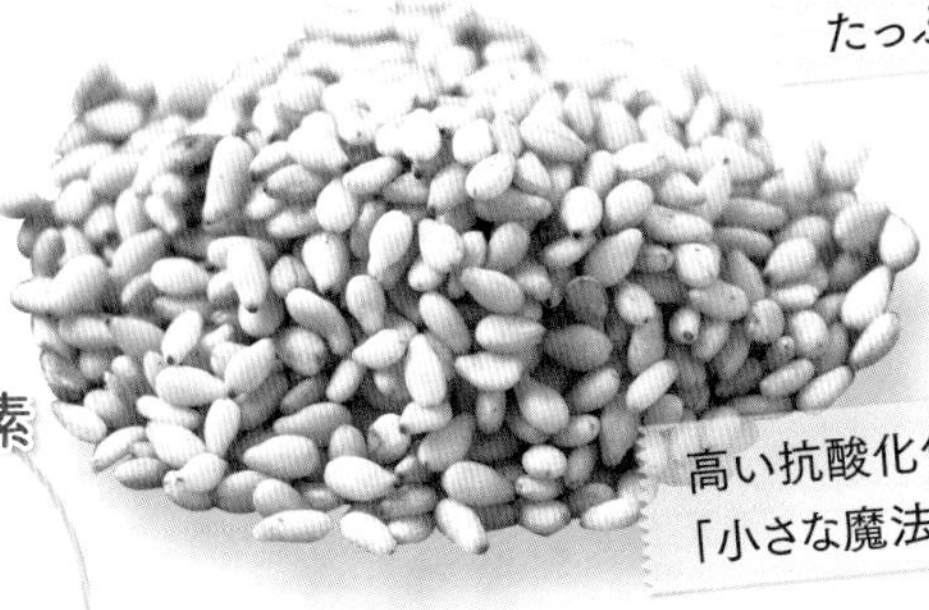

注目の栄養素

たんぱく質
ゴマリグナン
鉄分

高い抗酸化作用を持つ
「小さな魔法使い」！

＋

ほうれん草
spinach

βカロテン・鉄分の
吸収を効率化

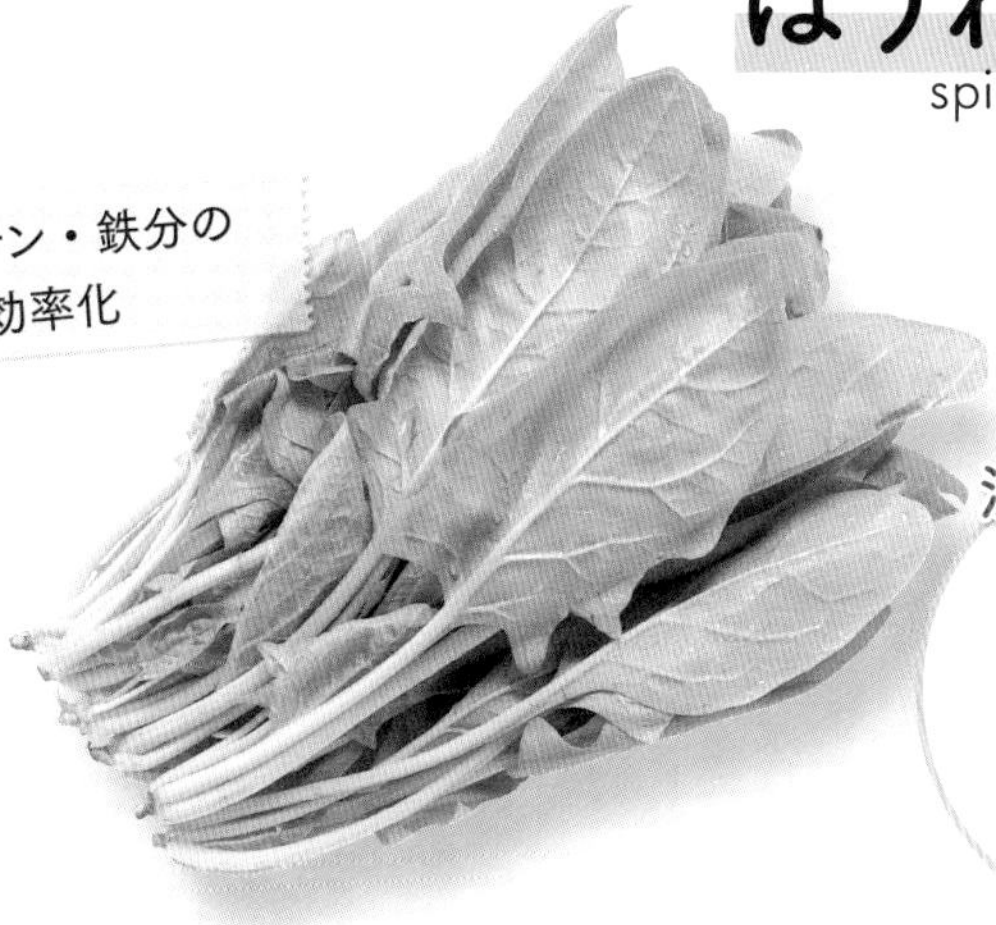

注目の栄養素

βカロテン
ビタミンC、K

おすすめの食材

ブロッコリー、豆乳、マグロ など

**ほうれん草の
ゴマ和えは栄養満点！**

11

「牛肉」と「ねぎ」の組み合わせで体がポカポカ！

冷えは「万病の元」と言われますが、けっして大げさではありません。

体温が1度下がると免疫力は4割も低下するのです。

体を温める食べ物で、しっかりと平熱を上げましょう。

そのためには、体のエネルギー源となる**良質なたんぱく質を摂る**ことです。

たんぱく質の元となるアミノ酸は20種類ですが、その中の9種類は体内で合成できず、食べ物から摂らねばならない必須アミノ酸です（大人になれば8種類）。

とくに牛肉は、豚肉や鶏肉などよりカロリー量がずば抜けて高く、**熱量源には最適**です。

しかし、注意も必要です。牛肉には20～30％の脂肪分が含まれており、その消化や代謝が健康に悪影響を及ぼすことがあるからです。

十分に消化、代謝されないと胃もたれや下痢の症状を引き起こし、慢性化すると肥満や高脂血症、脂肪肝、さらにはアルツハイマー病の原因にもなってしまいます。

食べる際には工夫が必要です。しゃぶしゃぶのように**脂肪分を落とした食べ方**をしましょう。野菜などを一緒に食べることも大切です。

医者いらずの食べ合わせ⑧ 「冷え」を撃退！

牛肉
beef

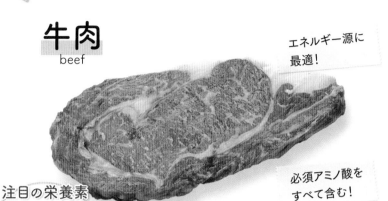

エネルギー源に最適！

必須アミノ酸をすべて含む！

注目の栄養素

たんぱく質
ビタミン B_{12}

＋

ねぎ
welsh onion

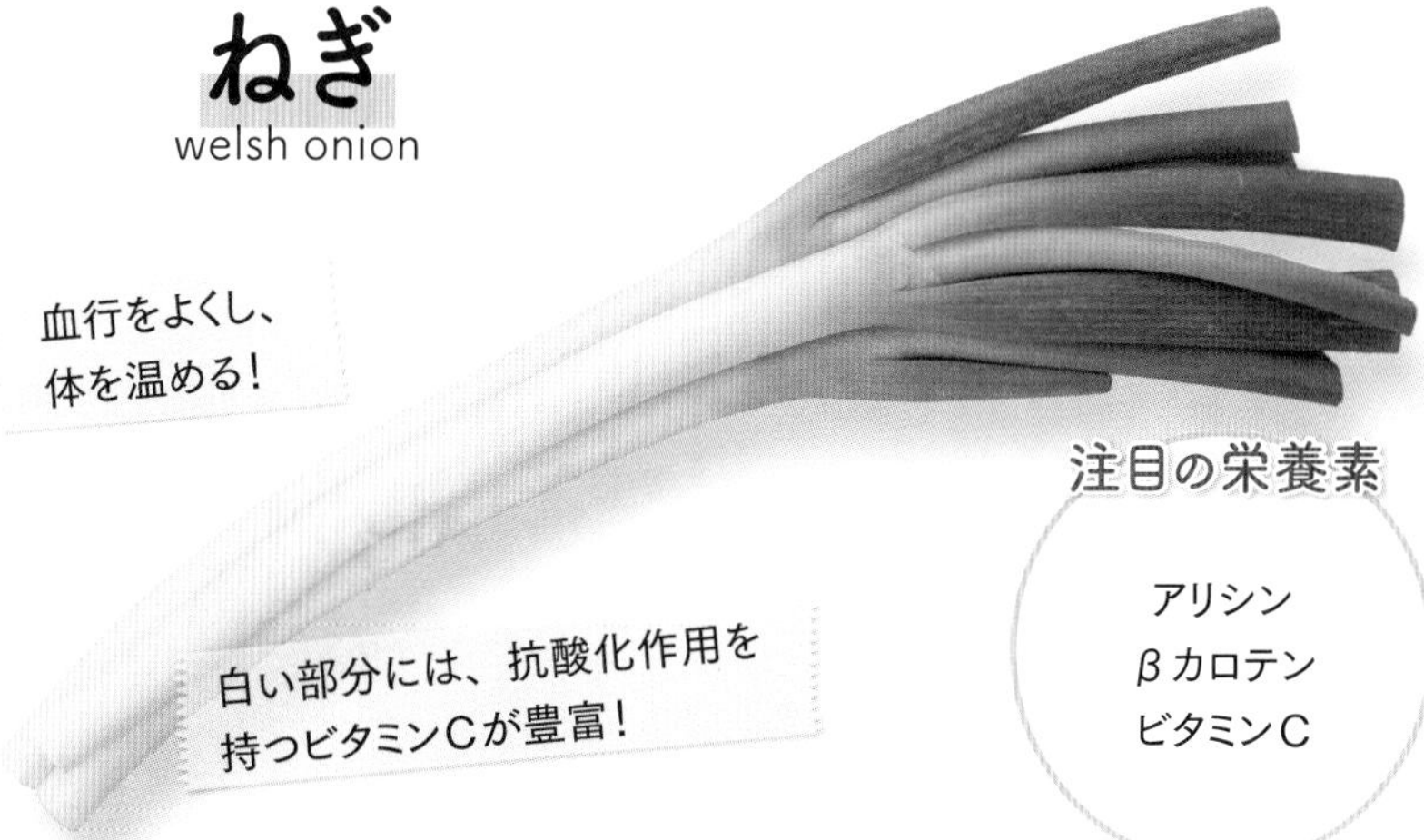

血行をよくし、体を温める！

白い部分には、抗酸化作用を持つビタミンCが豊富！

注目の栄養素

アリシン
βカロテン
ビタミンC

体の内側からエネルギーが湧いてポカポカに！

おすすめの食材

大根、玄米、アボカド など

12 「にんじん＋りんご」で医者いらずの体に！

今や国民病ともなった花粉症。主に、スギやブタクサなどの花粉が鼻や目の粘膜に付着することで引き起こされるアレルギー症状です。

花粉に限らず、最近ではさまざまなアレルギーに苦しむ人が増えています。

花粉症も含め、アレルギー症状は、免疫のバランスが崩れることで起こりやすくなります。

これを改善、予防するためには、免疫機能を向上させ、アレルゲン（アレルギー反応を引き起こす抗原物質）に対抗できる体をつくることが第一歩です。

そこで、**私がすすめたい食材は、にんじん**です。ビタミンEや、パントテン酸、ナイアシンなど各種ビタミン類を豊富に含むほか、カリウム、鉄分、食物繊維もたっぷり詰まっています。

にんじんに大量に含まれていることから、英語名の「キャロット」にちなんで命名されたカロテノイドの一種がβカロテンです。

カロテノイドとは、主に野菜や果物に含まれる黄・橙《だいだい》・赤色の色素類の総称です。βカロテンのほか、リコペン（リコピン）やルテイン、アスタキサンチンなどがあります。

βカロテンは別名「プロビタミンA」とも言われ、小腸から吸収されると、ビタミンAに変換されます。ビタミンAは、体のサビである**活性酸素を除去し、免疫力向上に大きく寄与**します。

近年では、LDLコレステロール（悪玉脂質）の酸化を抑制し、動脈硬化の進行を防ぐ役割が確認されました。狭心症や心筋梗塞の発症リスクを軽減させるのです。

また、脳の認知機能と血中カロテン濃度との相関関係が解明されつつあり、抗認知症効果も期待されています。

ほかにも、しわやしみ、そばかす、たるみなどを防ぐ美容効果も報告されています。

にんじんとぜひ、組み合わせて摂りたい食べ物が、りんごです。ともに**強力な抗酸化作用**があります。

ヨーロッパでは「**りんご・にんじんジュース医者いらず**」という言葉があるほどです。ともに強力な抗酸化作用があります。

ルーマニアやスイスには、食事によって自然治癒力（免疫力）を向上させる治療を行なう病院があります。そこで食事療法の柱とされているのが、にんじん・りんごジュースです。

ぜひ、みなさんも、りんご・にんじんジュースを日常的に飲む習慣を身につけることをおすすめします。

ところで、βカロテンはにんじんの皮に近い部分に多く存在しています。調理する際は、皮をできるだけ薄く剥《む》きましょう。できれば、皮もキンピラなどにして食べるといいでしょう。

また、油（オリーブオイルやゴマ油）を使って調理すると、βカロテンの吸収力が3〜10倍も高まります。参考にしてください。

りんご

apple

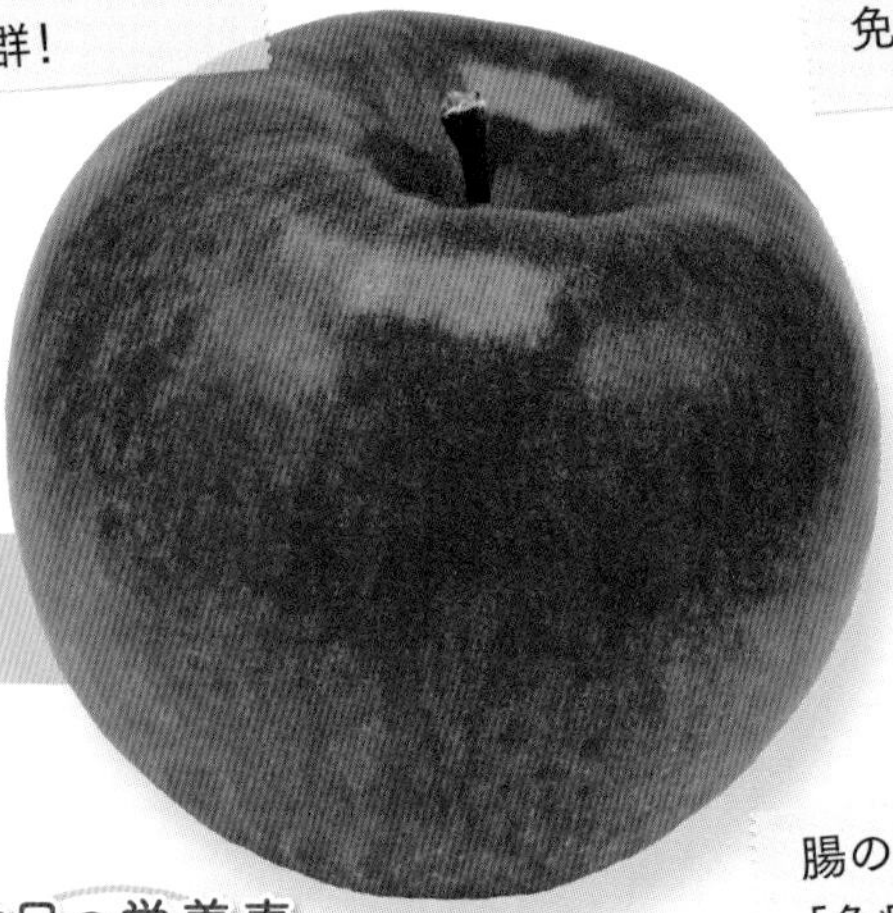
「抗酸化力」が
抜群!
免疫力を高める!
腸の働きをよくする
「免疫の母」!

注目の栄養素

ペクチン
カリウム
カルシウム
ビタミンC

「りんご・にんじんジュース」は医者いらずの最強食!

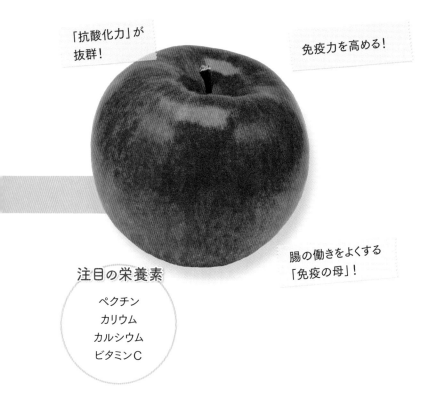

医者いらずの
食べ合わせ⑨

「アレルギー」を撃退！

にんじん
carrot

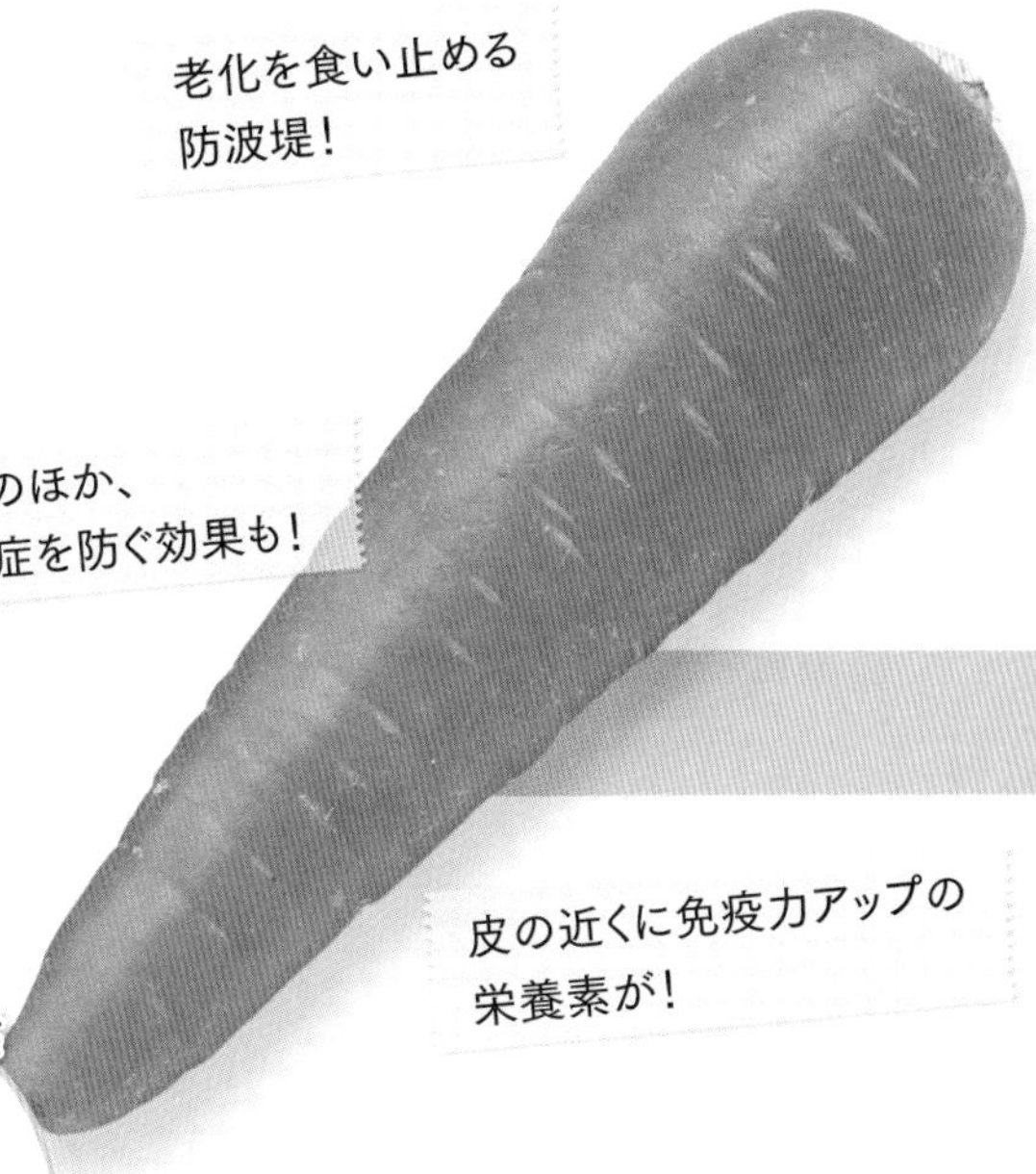

老化を食い止める
防波堤！

美容のほか、
認知症を防ぐ効果も！

皮の近くに免疫力アップの
栄養素が！

注目の栄養素

βカロテン
ビタミンB群、C

おすすめの食材

ごぼう、キャベツ、オリーブオイル など

医者いらずのコツ

オリーブオイルやゴマ
油を使って調理すると、
βカロテンの吸収力が
3～10倍もアップ！

column

「疲れたとき甘いものを食べる」と逆効果？

疲れたときは、飴やチョコレートなど、甘い物をとるといい、とよく言われます。

しかし、何ごとも「すぎたるは及ばざるがごとし」。**甘い物をとりすぎると、かえって疲れやすくなってしまう**から要注意です。甘い物をとるなら、少量を心がけましょう。

おすすめは、コーヒーに少量の砂糖、ミルクです。少量とは小さじ1杯程度と考えるといいでしょう。

コーヒーに含まれるカフェインは交感神経を刺激するため、自然と元気が出てきます。少量の砂糖とミルクはリラックスさせる作用があります。

また、疲れたときに、冷たい物や辛い物に手を伸ばす人も多いと思います。しかし、こうした刺激物はハードワークで、いつも疲れを感じているような人には逆効果。

むしろ、「体を温める」飲み物がよいでしょう。

たとえば、**ホットティーに「しょうがを入れた「しょうが紅茶**」などがおすすめの飲み物です。

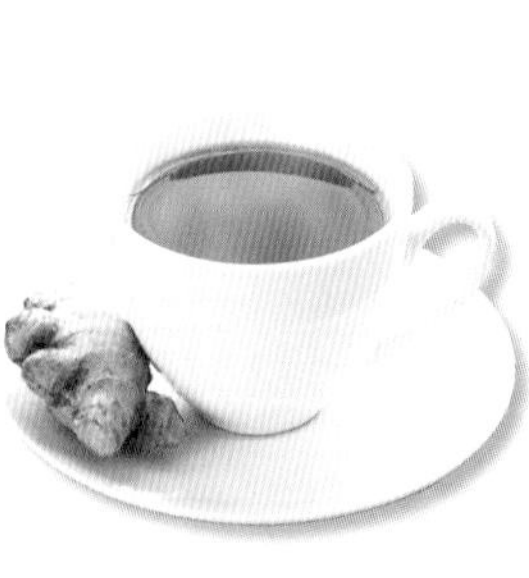

3章

無理なく「太らない・老けない体」になる

01 太る・老ける原因の「代謝の低下」をどう防ぐ？

私たちの体に備わっている「代謝能力」は、加齢とともに低下していきます。

とくに、**40歳前後を境に、代謝能力は急激に低下**します。その主な原因は、骨格筋量（筋肉量）の減少と考えられています。

代謝が低下すれば、さまざまな弊害が出てくるのは自明の理です。新しい細胞がつくられなくなったり、活動のためのエネルギーが減少してしまうのですから。

太りだした、疲れやすくなった、風邪をひきやすくなった……。こうした症状は、代謝の低下を表す代表的なサイン。いずれも**老化現象のひとつ**と考えられます。

さらに加齢とともに、代謝の低下に拍車をかけるのが、生活習慣です。

食べすぎや偏食、過度の飲酒、喫煙、運動不足、ストレス、睡眠不足……。このような習慣がひとつでもあれば、老化は加速してしまいます。もちろん、さまざまな疾病リスクも高まります。

しかし、逆の見方をすれば、このような**悪習慣を改めさえすれば、肥満や老化現象を食い止めることができる**ということです。

40歳からはこの悪習慣をやめよう！

太りだした

疲れやすくなった

風邪をひきやすくなった

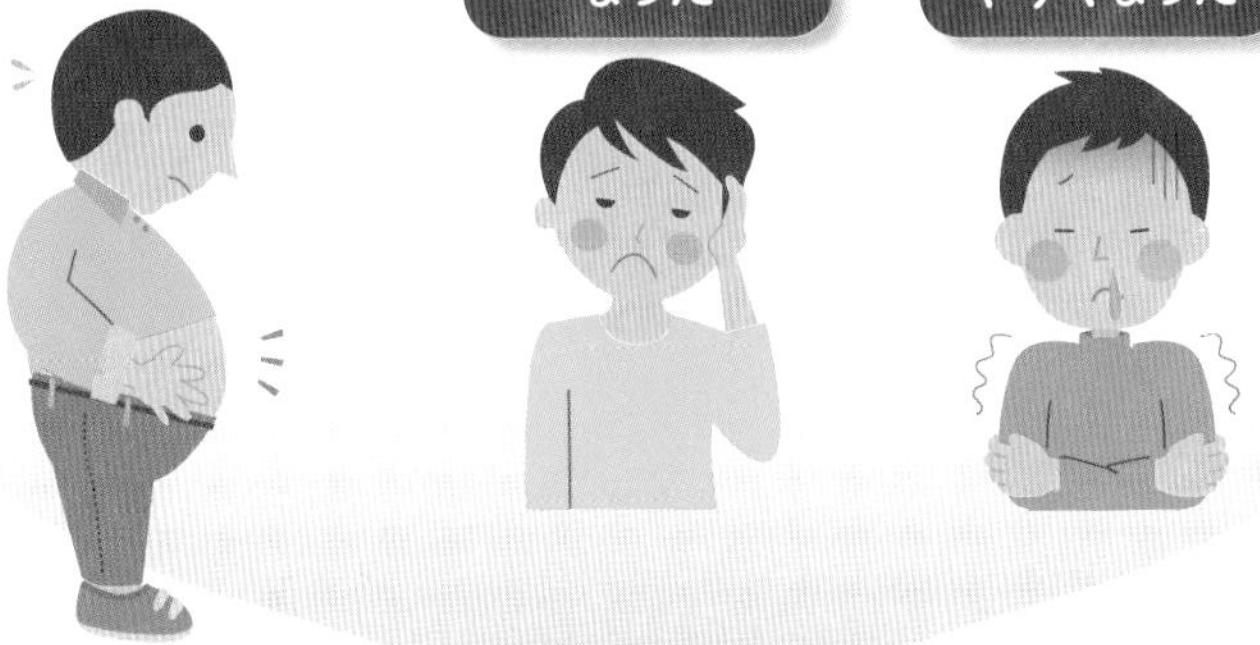

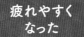

代謝の低下を表すサイン

肥満も老化！

老化

この悪習慣をやめることから始めよう！

やめる習慣1　**食べすぎ飲みすぎ**

やめる習慣2　**偏食**

やめる習慣3　**喫煙**

やめる習慣4　**運動不足**

やめる習慣5　**ストレス過多**

やめる習慣6　**睡眠不足**

02 運動より「肝臓を大事にする」ほうがやせる!?

肝満と代謝の関係は、みなさんもよくご存じでしょう。「**ダイエットの基本は代謝アップ**」から――。そう言われるとおり、ダイエットで効率的なのは代謝を上げることです。摂取エネルギーよりも消費エネルギーが大きければ、体脂肪を燃焼することができるからです。

鍵を握るのは「**基礎代謝**」です。

基礎代謝は全身いたるところで消費されているのですが、**最も消費量が高いのは肝臓**です。筋肉で消費されるイメージがありますが、筋肉をつけるより、肝臓の働きをよくするほうが、代謝を上げる近道なのです。

基礎代謝の消費量は、内臓が占める割合が大きいため、内臓機能全体の働きを高めることが、肥満防止にもつながるわけです。

「**内臓を鍛える＝内臓を健全に機能させる**」ことの重要性が、おわかりいただけたのではないでしょうか。

その中で肝臓の機能を高めるためには、良質なたんぱく質に加え、ビタミン類やタウリン、亜鉛、オルニチンなどを含む食品がおすすめです。

お酒はなるべく避けるのが賢明です。アルコールの約90％が、肝臓で代謝されるからです。

「肝臓を大事にするとやせる」理由

基礎代謝の内訳

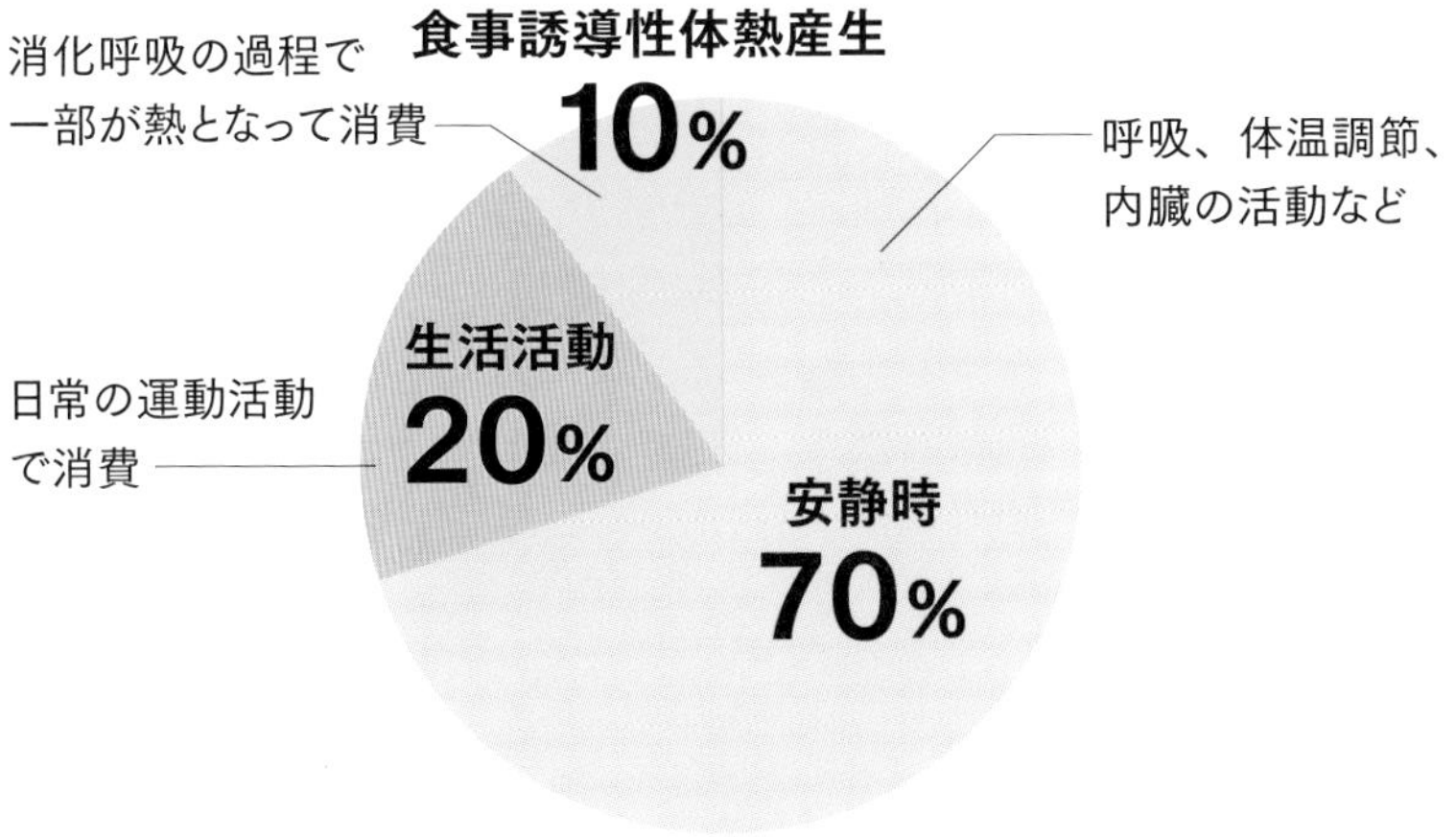

基礎代謝の消費量

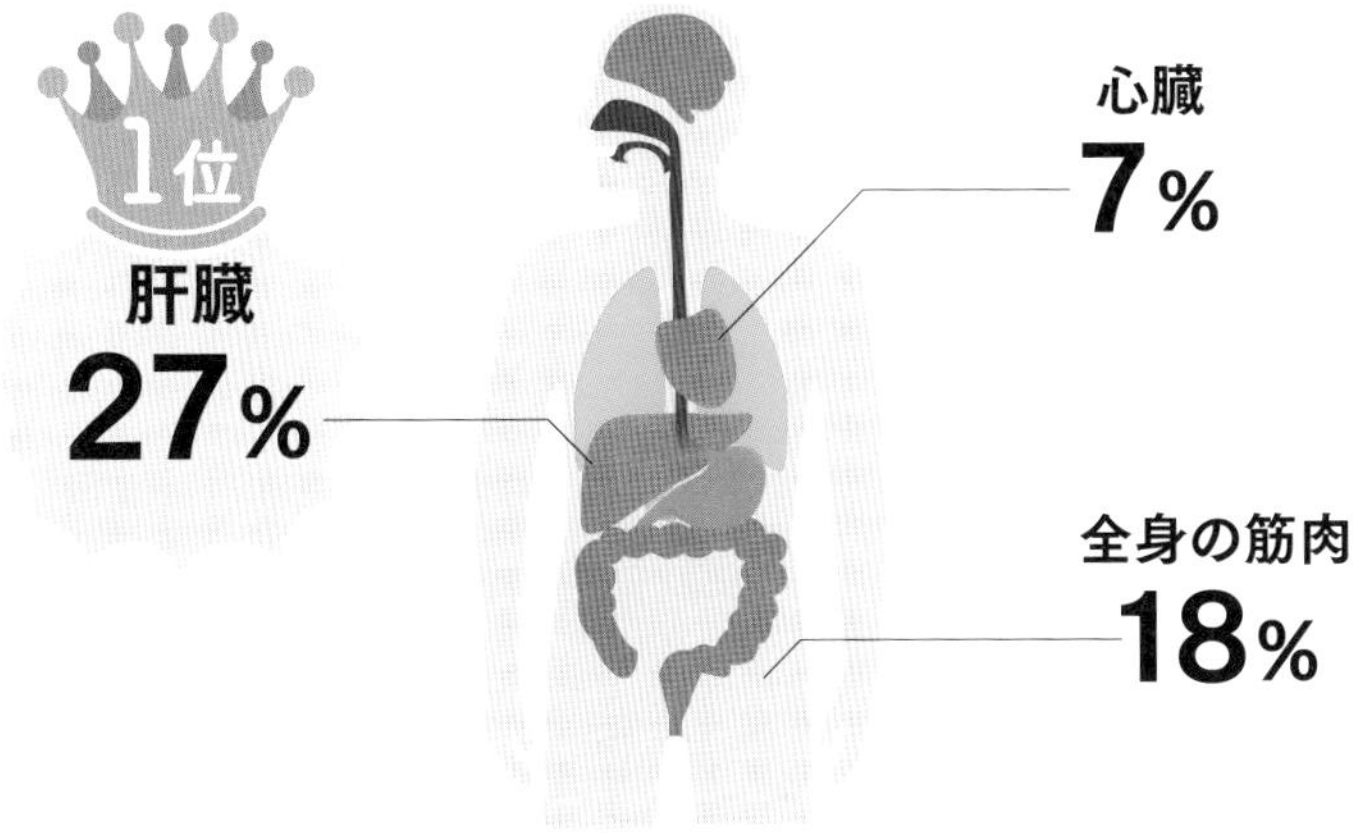

肝臓を元気にする食材

鶏肉、青魚、納豆、豆腐、緑黄色野菜、
きのこ、アサリ、シジミ、タコ、エビ

03 「クエン酸回路」を活性化させると代謝アップ！

代謝を上げるには、**「クエン酸回路」**を活性化することも大切です。

クエン酸回路とは、60兆個あると言われる**体内細胞内でエネルギーの製造を請け負う工場**です。

食べ物から得た栄養は、酸素とともにミトコンドリアで営まれる代謝回路内に入ると、まずはクエン酸となります。そこから、酵素やビタミンの働きでさまざまな物質に代謝され、**再びクエン酸に戻る環状線のようなサイクル**を繰り返しています。

代謝された集合体が、ATP（アデノシン三リン酸）です。細胞や組織、器官は、エネルギーをここから引き出して使います。クエン酸回路がうまく回らないと、エネルギーが不足し、生命維持の危機につながるのです。

さて、クエン酸回路を円滑にする役目を果たしているのが、体内でつくられる酵素です。

ただ、酵素は、ビタミンB群、ミネラルが不足すると十分に機能しません。これらは体内ではつくれませんから、食べ物から摂取するほかないのです。

ビタミンB群やミネラルを豊富に含んだ食べ物を積極的に摂ることが、クエン酸回路を活性化させる近道です。

「クエン酸回路」は何をしている？

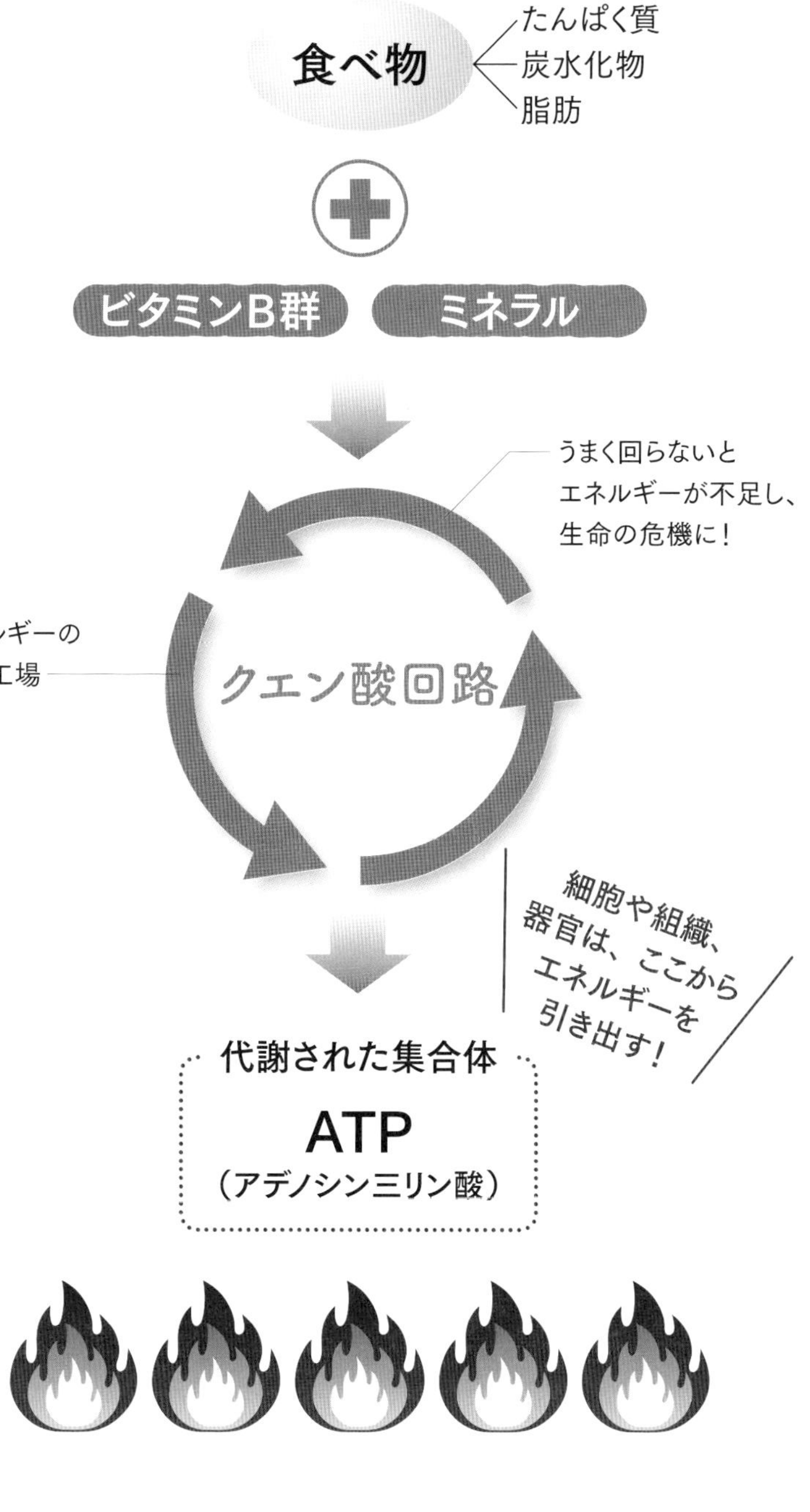

04
「太らない・老けない」体をつくるスーパー食材

野菜、果物にビタミンやミネラルが豊富なのはよく知られていますが、近年では「フィトケミカル」と呼ばれる機能性成分が注目されています。

従来は「植物が生成する非栄養成分」とされてきましたが、この成分にすばらしい薬効があることがわかってきたのです。今では、糖質、脂肪、たんぱく質、ビタミン、ミネラル、食物繊維に次ぐ「**第7の栄養素**」と呼ばれています。具体的には、ポリフェノール、カロテノイド、イソフラボン、ルテインなどです。

野菜を食べる場合は、色素によってもそれぞれ特有のフィトケミカルがあるので、多種多様な野菜を食べるとよいでしょう。**1日に4~5色の野菜を目安**に食べれば、バランスよく栄養が摂れます。

また、日によって食べたり食べなかったりではなく、毎日食べることも大切です。とくに夕食にたくさん食べれば、**その日に増えた活性酸素を、その日のうちに掃除**することができます。

果物も同様に毎日摂取するのが望ましいでしょう。野菜とは逆に朝、食べるのがベスト。**果物に含まれる果糖が即効性のあるエネルギー源になる**からです。

1日に4～5色の野菜を食べよう!

第7の栄養素「フィトケミカル」を効率よく摂ろう!

ポリフェノール群 植物に含まれる色素や苦み成分

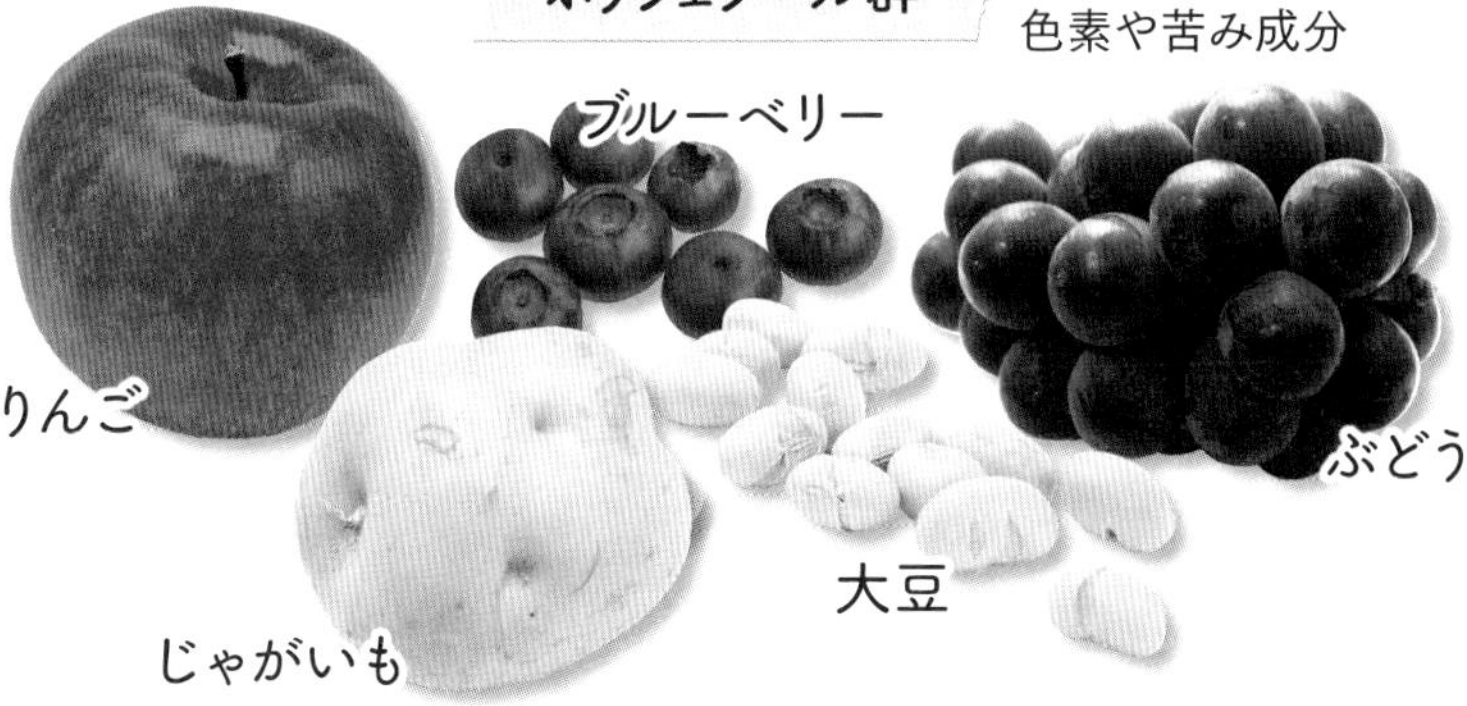

カロテノイド群 植物、鮭、エビなどに含まれる色素成分

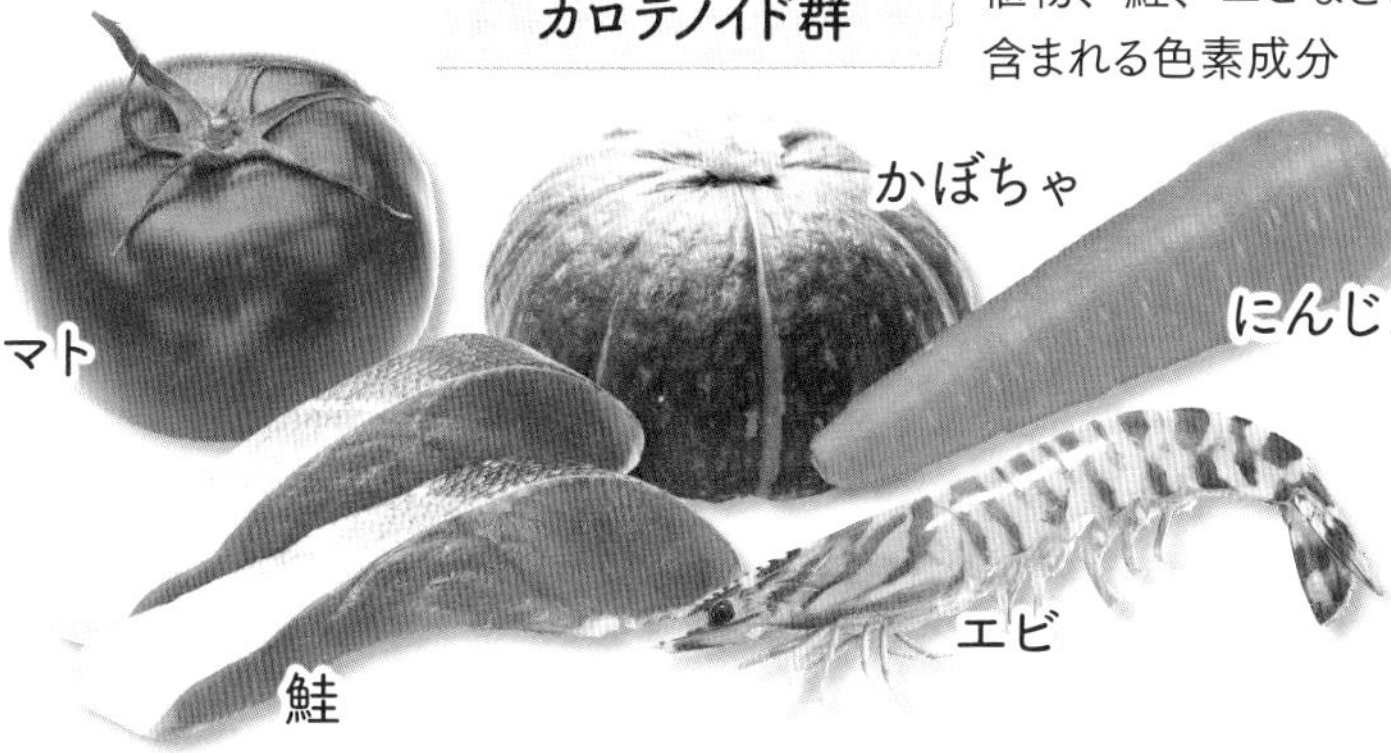

「赤・橙《だいだい》・黄・緑・紫・黒・白」7色の野菜のうち、1日に4～5色を目安に食べよう!

その日の体の汚れを、その日のうちに大掃除!

05 消化力抜群「大根＋しらたき」で太らない体に

大根は、疲れた胃を癒すにはぴったりの食材です。昔の人たちは経験的に大根の効用を知っていたのでしょう。

大根の薬効は、大根に含まれる**ジアスターゼ**によります。でんぷんの分解酵素アミラーゼを含む消化酵素で、たんぱく質や脂質、核酸なども加水分解してくれます。

その薬効をさらに高める食べ方があります。

切り干し大根です。

大根の根を天日干し、発酵させることで、栄養素がぎゅっと濃縮します。たとえば、代謝のバランスをとる**カルシウムは生の大根の14倍**にもなります。

生では微量にしか含まないカルシウムや鉄分、ビタミンB_1、B_2、食物繊維なども飛躍的に増えます。もちろん、さまざまな消化酵素の働きも生きています。

調理としては、水で戻して、にんじんや油揚げなどと煮物にするのが一般的です。その際、にんじんは軽く油で炒めてから煮ると、βカロテンの吸収量が増します。

また、低カロリーのしらたきや糸コンニャクを加えると、**かさが増してムダに食べすぎることを防げる**ため、ダイエット食としておすすめの食べ合わせです。

ゴマを加えるとさらに栄養も味覚もアップします。

医者いらずの食べ合わせ⑩

「肥満」を撃退！

大根

Japanese radish

注目の栄養素

ジアスターゼ
ビタミン B_1、B_2、C
カルシウム

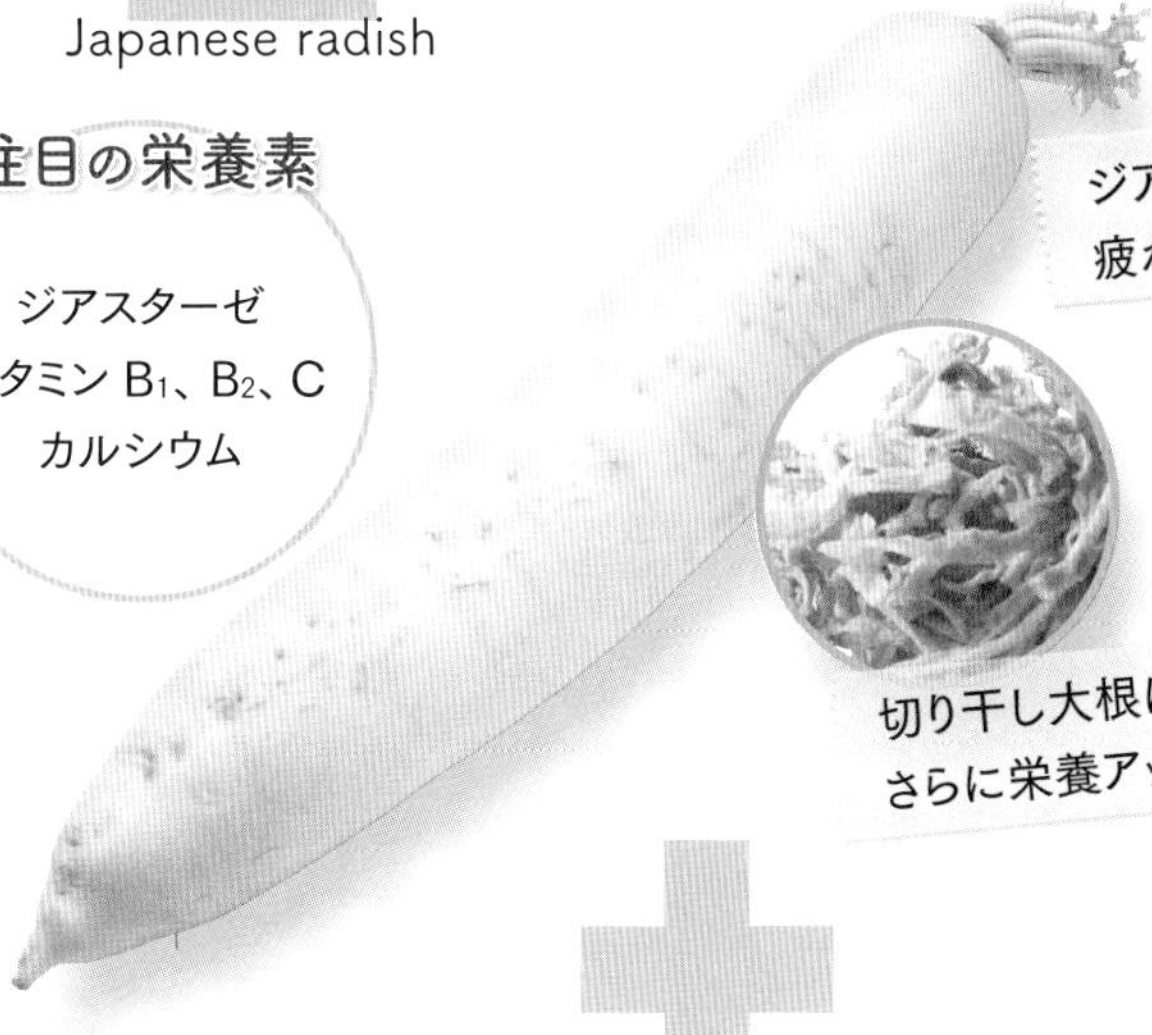

ジアスターゼが、疲れた胃を癒す！

切り干し大根にすると、さらに栄養アップ！

＋

しらたき

white konnyaku

低カロリーのダイエット食

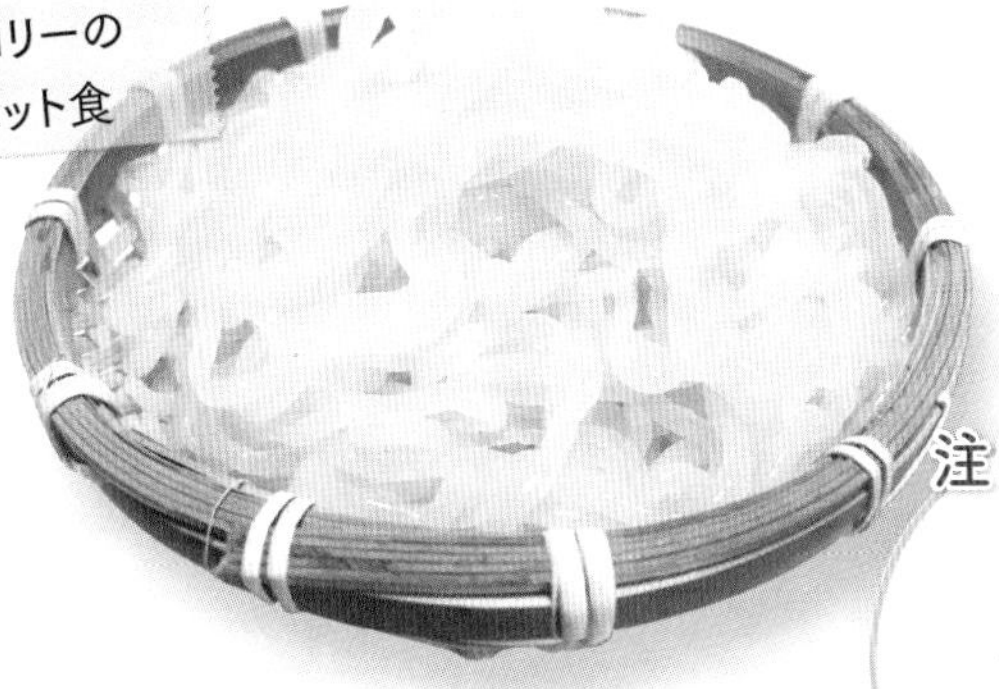

注目の栄養素

カルシウム
食物繊維

おすすめの食材

にんじん、ゴマ、シラス など

強力な消化酵素で脂質を分解！

06 「ヨーグルト＋りんご」の整腸力で腸スッキリ！

女性を中心に多いのが、便秘の悩みです。

便意をもよおしているのに我慢したり、食物繊維の不足やストレス、加齢など、さまざまな原因が考えられます。それを突き詰めれば、「**腸内環境の悪化**」に行き当たります。

腸内でビフィズス菌などの善玉菌が減少し、代わって大腸菌など悪性物質を有す悪玉菌が増えることで、腸内環境が悪化して毒素がたまるのです。

加えて歳をとると、便を排出しようとするぜん動運動が衰えます。腸のあたりにある筋肉（腸腰筋《ちょうようきん》）の力が低下し、排便時の腹圧が弱くなることも拍車をかけます。

便秘の予防・改善には腸内環境を整えることが第一です。そのためには、やはり**ヨーグルトが効果的**です。

私の昼食は、**りんご1個と、飲むヨーグルト500㎖**です。**りんごにも整腸作用がある**ので効果抜群です。快便なうえ、老眼にもなりません。私自身は、それもこの昼食のおかげだと思っています。

ヨーグルトには、栄養豊かな果物や蜂蜜、オリゴ糖などを入れて食べれば、さらにおいしく、高い効果が期待できます。

医者いらずの食べ合わせ⑪

「便秘」を撃退!

ヨーグルト
yogurt

ビフィズス菌などの
善玉菌が豊富!

乳酸菌パワーで
腸をスッキリ!

注目の栄養素

乳酸菌
ビタミンB群
カルシウム

＋

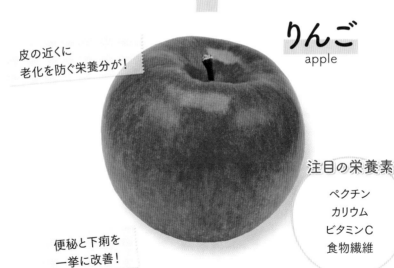

りんご
apple

皮の近くに
老化を防ぐ栄養分が!

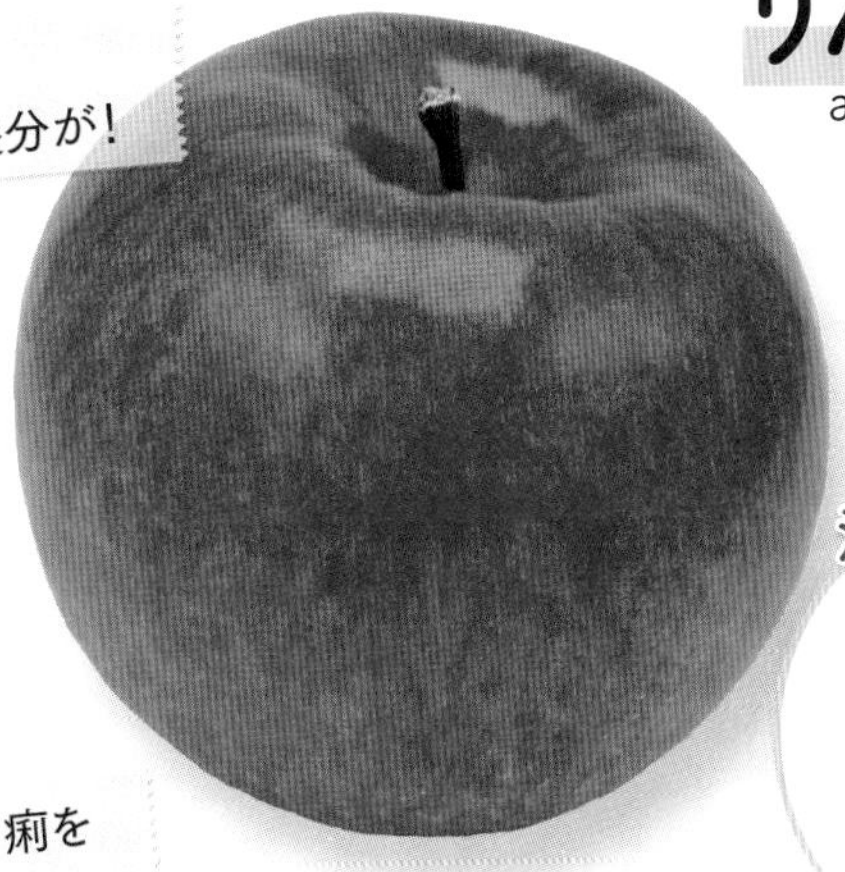

注目の栄養素

ペクチン
カリウム
ビタミンC
食物繊維

便秘と下痢を
一挙に改善!

おすすめの食材

バナナ、イチゴ、蜂蜜 など

美容と健康を守る「整腸食」コンビ!

07 抗酸化食「鮭＋ブロッコリー」は最高の若返り食

老眼は加齢とともに、目のレンズの役割を果たしている水晶体の弾力性が低下することに起因しています。

老眼が始まる時期は個人差がありますが、40歳をすぎたあたりからが多いようです。

放っておくと、体全体に疲れが回ったり、老眼が進行し、ほかの眼病を引き起こすリスクが高まります。

なぜ、老眼に鮭とブロッコリーの食べ合わせが効果的かと言うと、**ともに最強の抗酸化食材**だからです。

鮭の抗酸化力の秘密は、**アスタキサンチン**という非常に優れた天然色素にあります。

鮭は身が赤いため、赤身魚と思われがちですが、じつは白身魚です。

鮭の身が赤いのは、アスタキサンチンを多く含むプランクトンや藻、エビやカニの幼生などを捕食しているためです。

鮭は秋口になると、産卵のために川を遡上《そじょう》しますが、ほぼ1週間、餌を食べません。その間、**アスタキサンチンが活性酸素などのさまざまな障害から身を守ります。**

アスタキサンチンには、それほど強い抗酸化力があるのです。

ほかのカロテノイド（色素）、βカロテンやリコピンなどよりも数倍以上強く、脂溶性抗酸化物質の中では、ナンバーワンです。

人間の脳には、脳組織への有害物質の侵入を防ぐ血液脳関門という組織があります。アスタキサンチンは、脳内の活性酸素を除去する任務があるため、この関門を通過できます。ゆえに脳の変性やアルツハイマー病の予防効果が期待されています。

さらに網膜まで到達するので、目のさまざまな障害を防ぐほか、老眼の予防、進行抑制にも作用するのです。

鮭が「**究極のアンチエイジングフード**」として、世界中から注目されているのも頷《うなず》けます。

鮭のすばらしさはそれだけではありません。たんぱく質は22％と多いのですが、カロリーは牛や豚肉の約60％。つまり、良質なたんぱく質補給源なのです。

たんぱく質を構成するアミノ酸組成も好バランス。ハラスや卵のイクラにはDHAやEPAなど不飽和脂肪酸、ビタミンDなど各種ビタミン、鉄や亜鉛、銅といったミネラルも豊富です。

北海道の名物料理に**鮭のちゃんちゃん焼き**があります。この料理の利点は、味はもちろん、野菜を蒸し焼きにすることで、ぎゅっと野菜の栄養素が詰まっている点です。

野菜にはぜひ、**抗酸化力抜群のブロッコリー**を加えましょう。ブロッコリーは、200種類以上のフィトケミカルを含み、「野菜の王様」とも言われています。

蒸しあがったところに、とろけるチーズをのせるのもよいアイデアです。**鮭のビタミンBが、チーズに含まれるカルシウムの吸収を促す**からです。

アスタキサンチンは脂溶性ですので、効率よく吸収するためには、油を使って調理しましょう。

ブロッコリー

broccoli

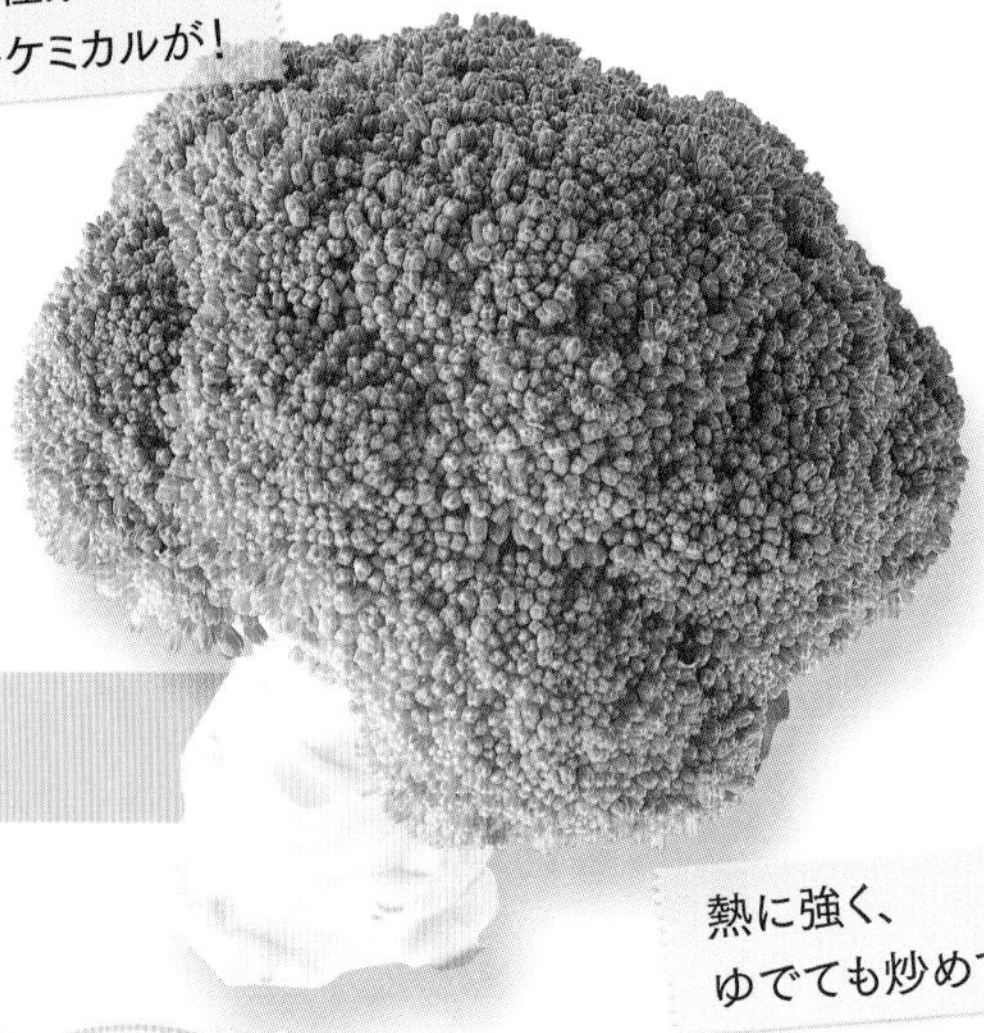

200 種類以上の
フィトケミカルが！

熱に強く、
ゆでても炒めてもOK！

注目の栄養素

クロロフィル
ビタミンA、C、E

究極のアンチエイジングフードで、
目と全身の老化を防ぐ！

医者いらずの
食べ合わせ⑫

「老眼」を撃退！

鮭
salmon

強い抗酸化力で
「体のサビ」を取り除く！

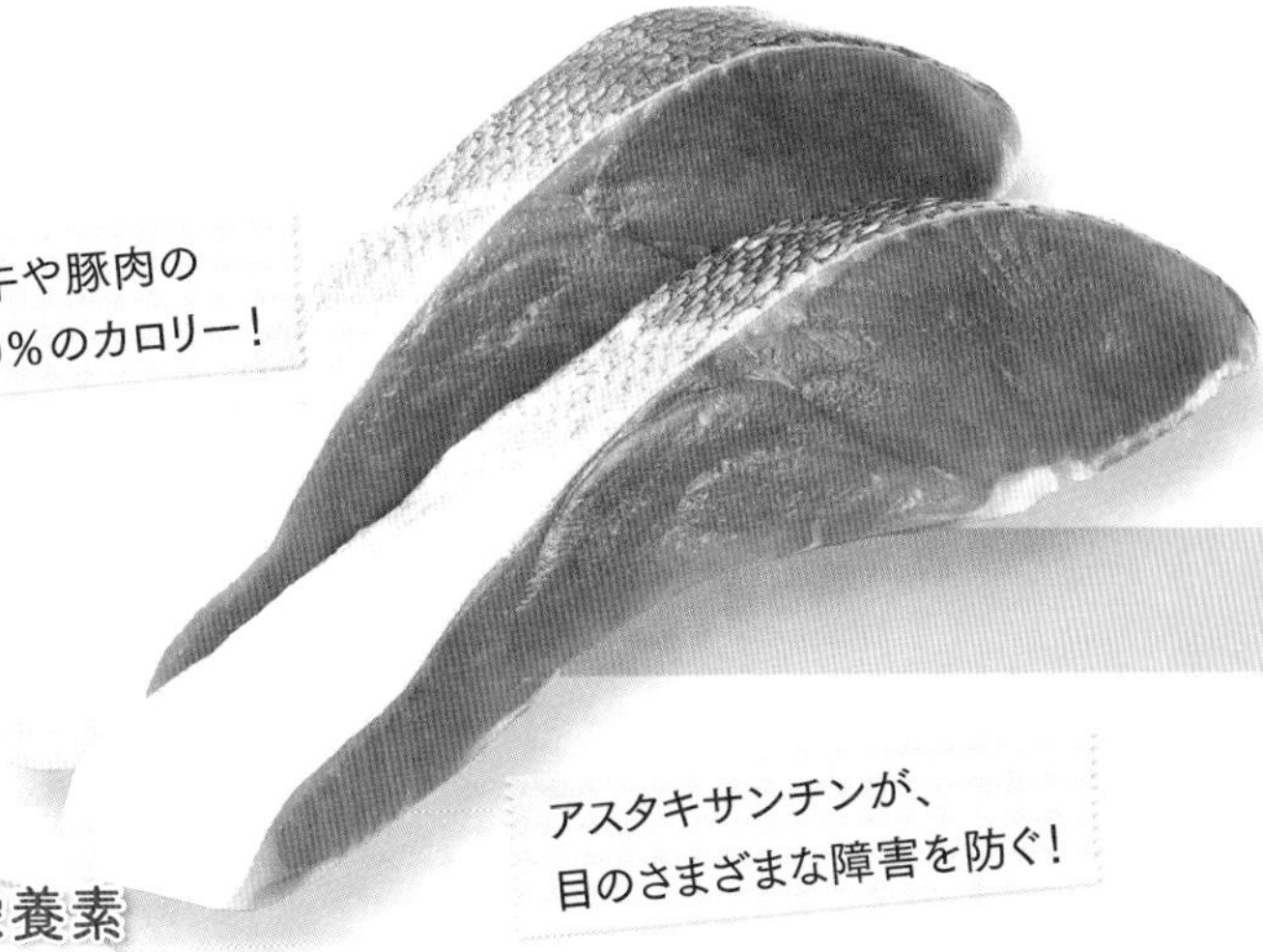

鮭は牛や豚肉の
約60％のカロリー！

アスタキサンチンが、
目のさまざまな障害を防ぐ！

注目の栄養素

アスタキサンチン
たんぱく質
DHA
EPA

医者いらずのコツ

鮭のアスタキサンチンは、βカロテンやリコピンなどよりも数倍以上強く、脂溶性抗酸化物質の中ではナンバーワン！　油を使って調理すると、効率よく吸収できる！

おすすめの食材

チーズ、ブルーベリー、りんご など

08 健脳効果が高い「卵＋海藻」で脳の老化を防ぐ

卵（鶏卵）は栄養補給に欠かせない食材です。

卵はたんぱく質、脂質が豊富で、9種類の必須アミノ酸を有しています。また、カルシウムや鉄分、リンなどのミネラルに加え、ビタミンCを除くビタミン類……と、重要栄養素をほぼすべて含む「**完全食品**」なのです。

卵に含まれるレシチンは、卵黄リン脂質の一種で、コレステロールが血管壁に付着するのを防ぎます。さらに血栓を溶かして血液の流れをスムーズにするので、動脈硬化や脳卒中、狭心症などを予防します。

同じく、卵黄リン脂質のコリンは、脳や神経系の働きを活発にする作用があり、**アルツハイマーや、記憶力低下、もの忘れなどを予防する「ブレインフード」**です。

卵白には殺菌力、抗酸化力が備わっています。とくに80度以上の熱を加えると、抗酸化力が一層アップすることが、解明されています。半熟の温泉卵やトロトロのオムレツは、健康によい食べ方なのです。

脳の老化防止力を高めるのなら、**昆布やワカメなどの海藻と一緒に食べるのがおすすめ**です。海藻には、脳の神経伝達物質の合成に関与するビタミンB群や亜鉛などが豊富に含まれています。

医者いらずの食べ合わせ⑬ 「もの忘れ」を撃退！

卵
egg

9種類の必須アミノ酸を含む栄養満点の「完全食品」！

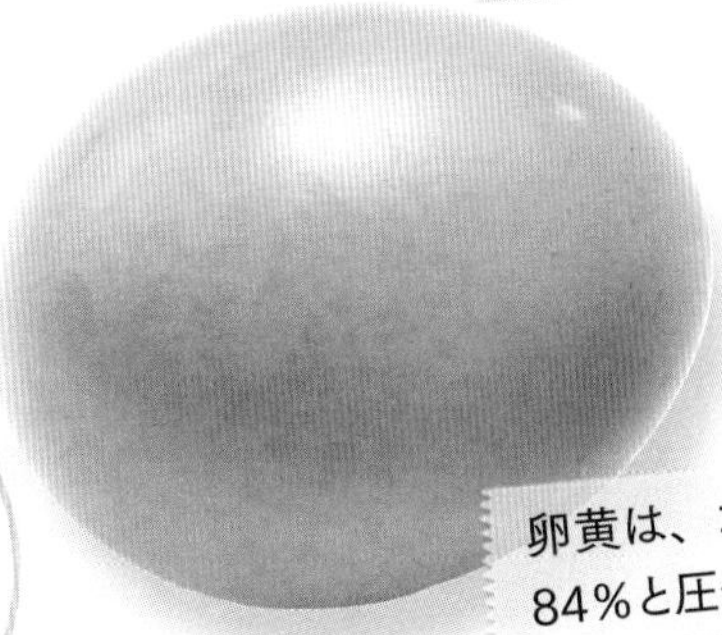

注目の栄養素

たんぱく質
レシチン
コリン

卵黄は、コリンの含有量が84%と圧倒的に多い！

＋

海藻
sea vegetable

卵と一緒に食べるなら、昆布やワカメがおすすめ！

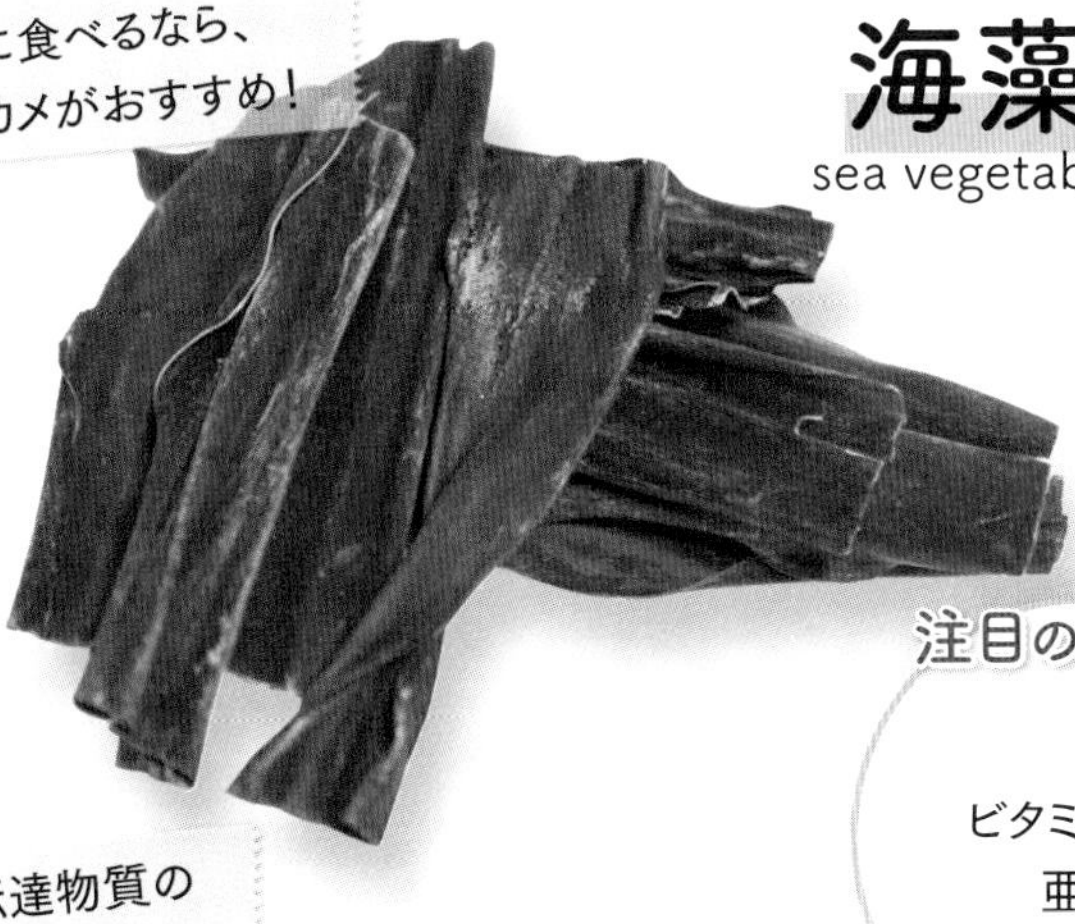

注目の栄養素

ビタミンB群
亜鉛

脳の神経伝達物質の働きをアシスト

おすすめの食材

鮭、大豆製品、緑茶 など

脳の老化を防ぐ「ブレインフード」！

09 髪の毛をつくるケラチン豊富な「豆腐＋玄米」

最近は、男性だけでなく、女性も加齢による「薄毛」に悩む人が増えています。

ホルモン分泌の影響のほか、男女共通の原因は、遺伝的要素やストレス、生活習慣、そして食生活の乱れです。

髪の毛の発育を促す成長ホルモンは、夜10時〜2時の間に活発に分泌されます。その際、お腹に食べ物が残っていると、血液が胃に集中し、頭皮に十分に血流が回りません。そのため、ホルモンの活性が弱まり、毛髪の成長を阻害するのです。

髪の毛をつくっているのは、**たんぱく質のケラチン**です。ケラチンは10数種類のアミノ酸から生成されますが、主なものはシスチンです。これは、体内で合成できないため、食べ物から摂取するしかありません。

そこで、**おすすめしたいのが、「豆腐や納豆、高野豆腐、湯葉などの大豆製品**です。シスチンをはじめ、良質なたんぱく質が多く含まれています。

これと一緒に、**たんぱく質の代謝を活発にするビタミンB群**、血行を促進させるビタミンAやE、P、頭髪生成に必要な亜鉛、さらに髪に張りや艶《つや》を与えるコラーゲン、コンドロイチンなどを摂るといいでしょう。

医者いらずの
食べ合わせ⑭
「薄毛」を撃退！

豆腐
tofu

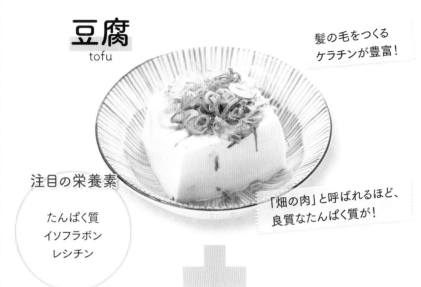

髪の毛をつくる
ケラチンが豊富！

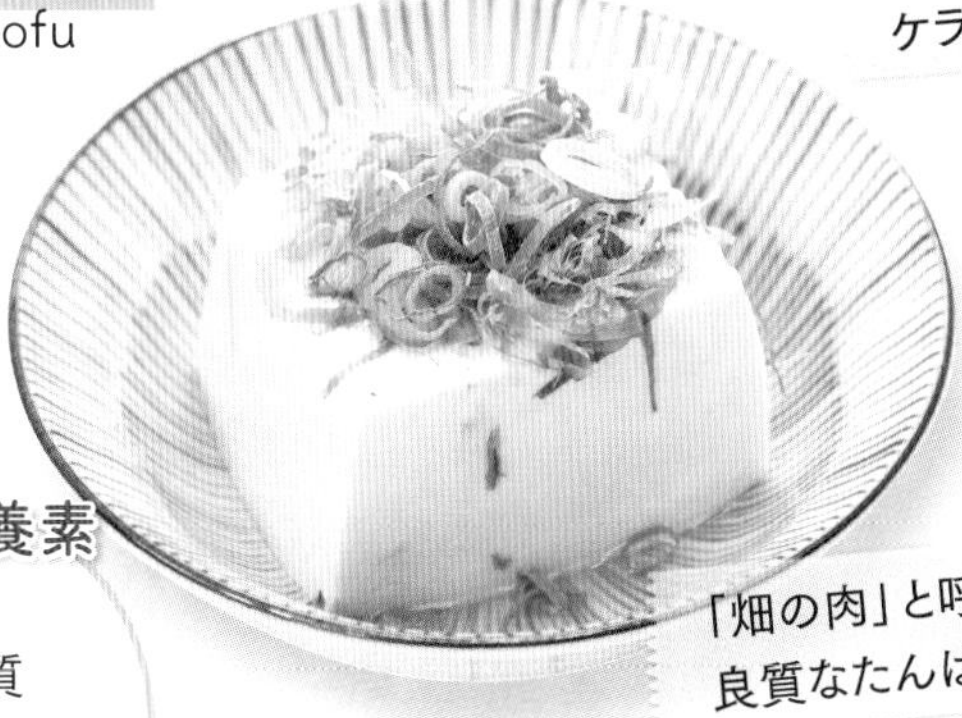

注目の栄養素

たんぱく質
イソフラボン
レシチン

「畑の肉」と呼ばれるほど、
良質なたんぱく質が！

＋

玄米
unpolished rice

たんぱく質の
代謝を活発に！

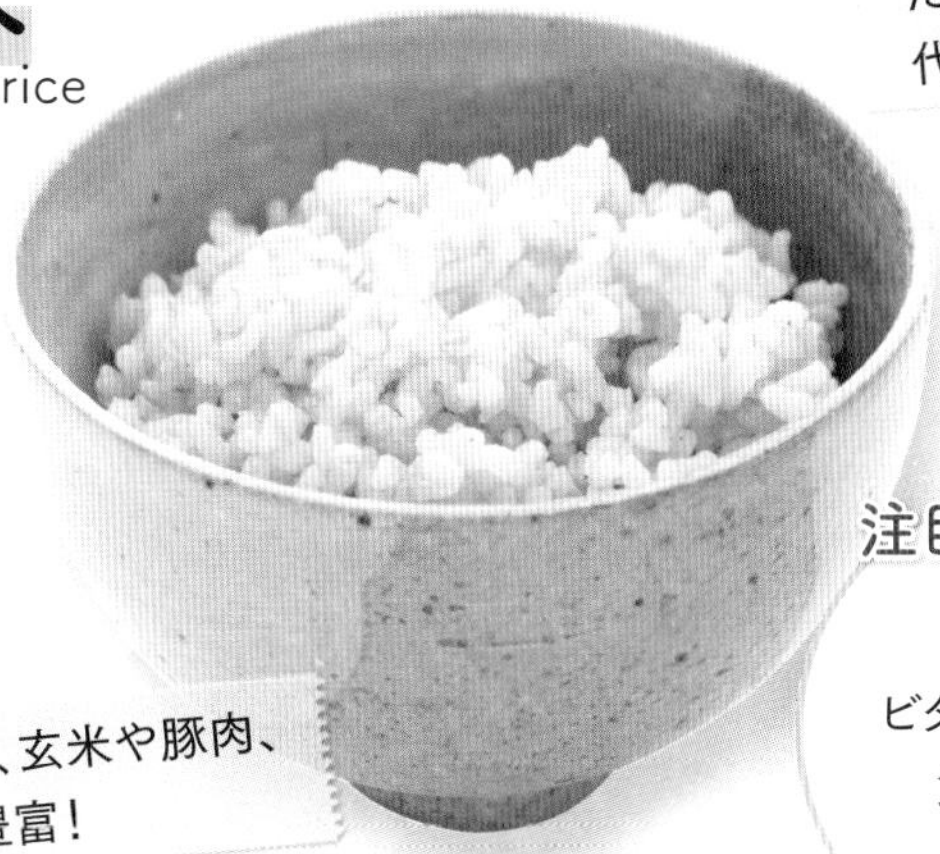

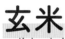

注目の栄養素

ビタミン B_1、E
食物繊維

ビタミンB群は、玄米や豚肉、
レバーなどに豊富！

髪をよみがえらせる高栄養食！

おすすめの食材

海藻、牡蠣、緑黄色野菜 など

10 「ブロッコリー＋エビ」で肌ツヤツヤに！

近年、アンチエイジング食材として、脚光を浴びているのがブロッコリーです。

キャベツの原種が交雑を繰り返し、誕生した野菜です。日本では戦後、栽培が始まり、１９８０年頃から急速に普及しました。普及の要因は、「緑黄色野菜の王様」にんじんを凌ぐほどの栄養効果とけっして無関係ではありません。

ブロッコリーは**２００種以上のフィトケミカル**（植物に含まれる化学物質）を有します。中でも豊富なのは、強力な抗酸化作用、コレステロール値を正常化するクロロフィル（葉緑素）です。

ブロッコリーは、ビタミンA、C、Eも多く含み、**ビタミンCはレモンの２倍**もあります。

ビタミンCは免疫力を高める栄養素として知られていますが、細胞と細胞をつなぐ繊維性のたんぱく質、コラーゲンの合成に欠かせない成分でもあります。

ビタミンCは、**皮膚や血管を丈夫にし、しわやしみ、そばかすを防いでくれます。**

ブロッコリーには代謝を促すビタミンB群も豊富なので、**肌を細胞レベルから若返らせてくれます。**食物繊維も多く、肌のトラブルを招く便秘解消につながります。

ほかにも驚くべき効力があります。

ビタミンCなどはピンポイントで活性酸素を除去しますが、作用時間はわずか。

しかしブロッコリーの辛味成分、スルフォラファンは3日も持続します。

つまり、**週に2回ブロッコリーを食べれば、活性酸素を継続的に除去することができ、若い肌、若い体を保てる**のです。

スルフォラファンはブロッコリーよりもスプラウト（新芽）に多く含まれているので、定期的に食べることが重要です。

肝臓の解毒作用も強いため、二日酔いの防止にも最適です。

ちなみに、ビタミンCはゆでると流れ出てしまうので、固めにゆでて、余熱で火を通すのがコツ。ブロッコリーの茎も栄養豊富なので、皮を剥《む》いて薄切りにするなど、工夫をするといいでしょう。

ブロッコリーと相性が抜群なのがエビです。

エビは、鮭と同様、非常に強い抗酸化力を持つアスタキサンチンが豊富です。

紫外線によって肌に生じる活性酸素を除去し、しみやしわ、たるみなどを防いでくれます。

しわやたるみを防ぐうえで重要なのは、肌のうるおい成分が十分にあること。うるおい成分の材料になるのは、たんぱく質です。

その点、エビは低脂肪、高カロリーで、たんぱく質も豊富です。

ブロッコリーとエビは、肌の若返り効果抜群の食べ合わせなのです。

肌を細胞レベルから若返らせる！

エビ
prawn

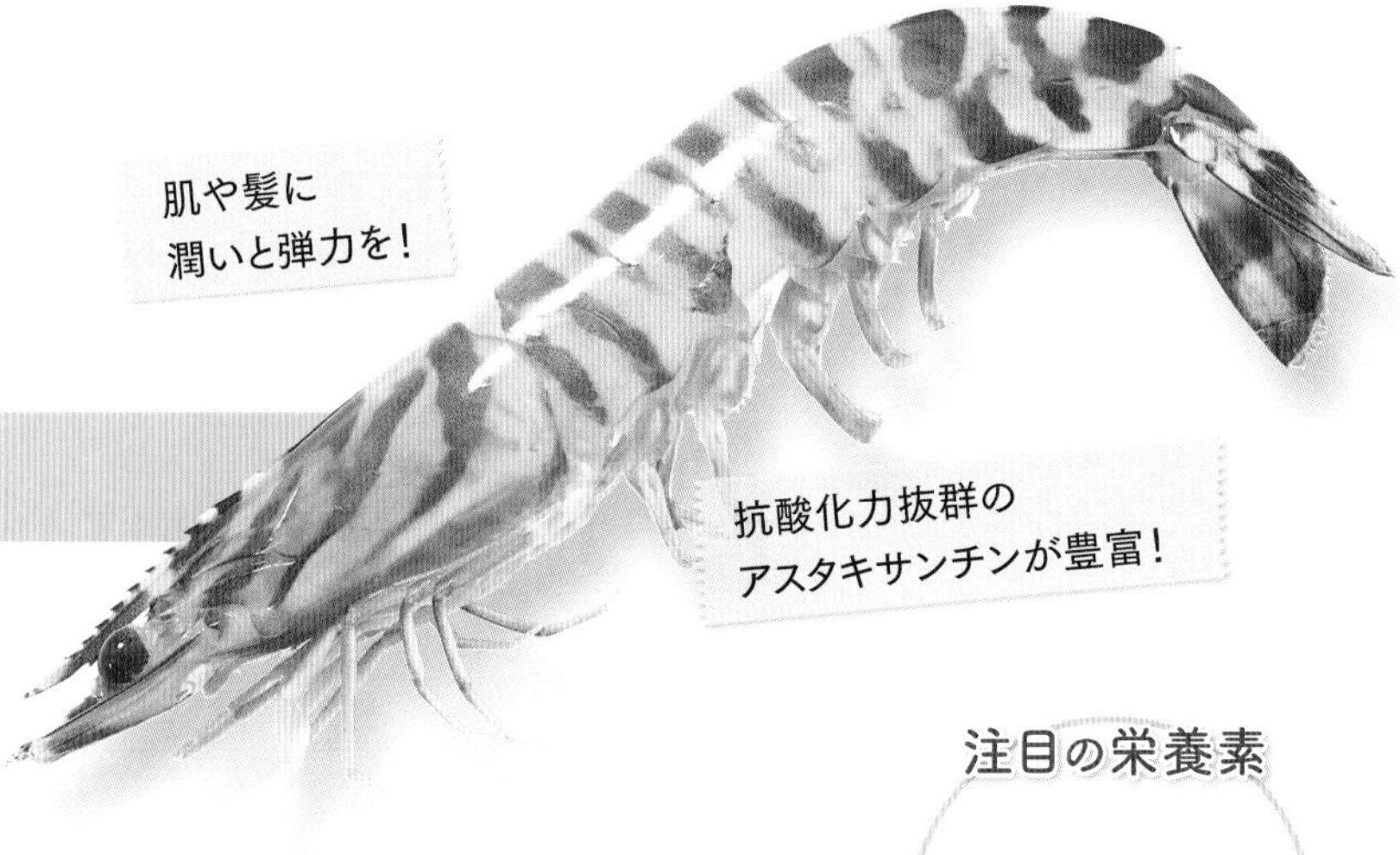
肌のうるおい成分の素
「たんぱく質」も多い！
肌や髪に
潤いと弾力を！
抗酸化力抜群の
アスタキサンチンが豊富！

注目の栄養素

タウリン
アスタキサンチン

「美肌＋若い体」づくりの強い味方！

医者いらずの
食べ合わせ⑮

「しみ・しわ」を撃退!

ブロッコリー

broccoli

ビタミンCが活性酸素を除去。
含有量はレモンの2倍!

肌と体の
老化を防ぐ!

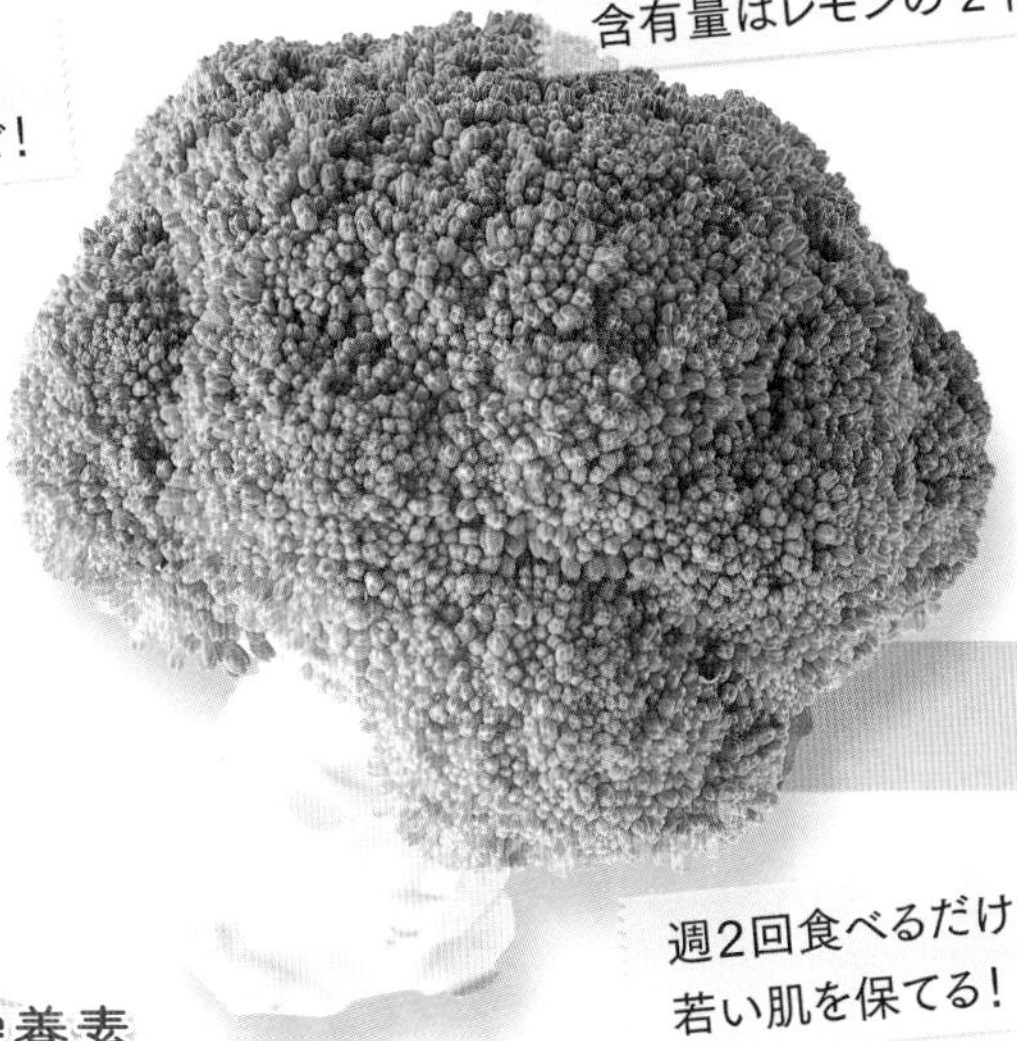

週2回食べるだけで、
若い肌を保てる!

注目の栄養素

クロロフィル
ビタミンA、C、E

医者いらずのコツ

ゆでるとビタミンCが流れ出るので、固めにゆで、余熱で火を通すのがコツ。茎も栄養豊富なので、皮を剥《む》いて薄切りにするなど工夫しよう。

おすすめの食材

鶏肉、トマト、大豆 など

11 「しらす＋レモンひと絞り」で骨が強くなる

50歳以降の女性に多いのが、骨粗鬆症《こつそしょうしょう》。閉経による女性ホルモン（主にエストロゲン）の分泌減少が骨密度の低下を招くためです。

加齢により、骨をつくるカルシウムの吸収が悪化するのも要因のひとつです。

最近は、ダイエットによる栄養不足で、若い女性にも骨粗鬆症、その予備軍になる人が増えているようです。

骨粗鬆症の予防には、骨の99％を占めるカルシウムを摂取することも大事ですが、カルシウムは単体では吸収されにくい性質があります。そこで、触媒となる物質が必要となります。マグロやイワシなど**魚介類に多く含まれるビタミンDや、クエン酸**などです。

クエン酸の含有量が5～6％と、最も多いのがレモンです。焼き魚にレモンをひと絞りするのは、魚のカルシウムを吸収するうえで、じつに理にかなった食べ方です。

骨を丈夫にするためには、**カルシウムを多く含む食品との食べ合わせが最適**です。たとえば、しらす干しや干しエビ、丸干し（マイワシ）、牛乳、乳製品、ゴマ、大豆製品、小松菜、チンゲン菜……などなど、好みに合わせて上手に摂るといいでしょう。

医者いらずの
食べ合わせ⑯
「骨粗鬆症」を撃退!

レモン
lemon

クエン酸の含有量は
5〜6%と最も多い!

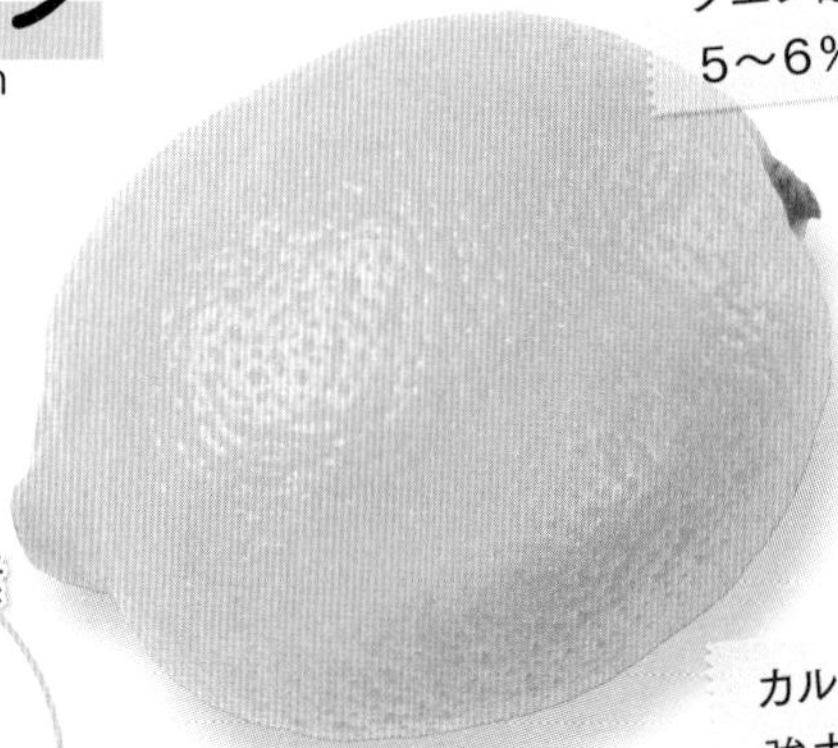

注目の栄養素

クエン酸
ビタミンC

カルシウムの吸収を
強力サポート!

＋

しらす干し
dried whitebait

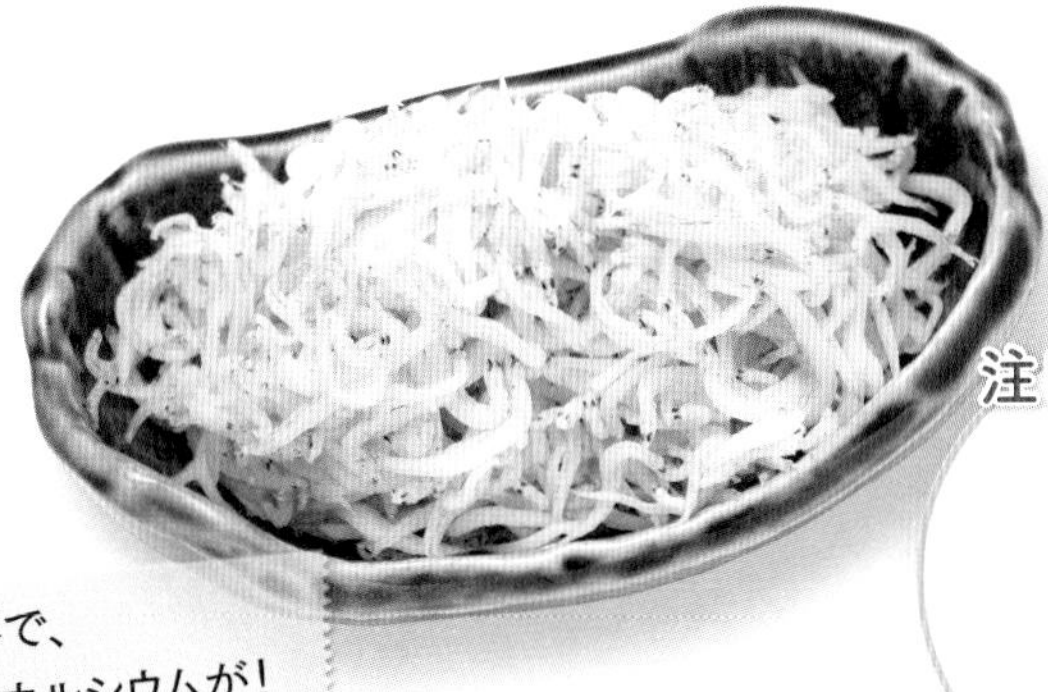

注目の栄養素

カルシウム
ビタミンD

小皿1杯で、
1日分のカルシウムが!

**レモンをひと絞りすれば、
丈夫な骨をつくる長寿食に!**

おすすめの食材

いわしの丸干し、大豆製品 など

column

レモンをひと絞りすると、なぜ酸化を防げる？

食品にレモンをひと絞りすると食品の酸化を防ぐと言われますが、これは、**レモンに含まれるビタミンCが優先的に酸化されることで、食品の酸化を防ぐ**からです。

体内でもそれと同じようなことが起こっていると、予測されています。体内に入った食べ物は、呼吸で取り入れた酸素を使って燃焼させて、エネルギーに変換されますが、活性酸素はその際に発生する、いわば「燃えかす」。活性酸素が過剰になると、細胞を傷つける「体内毒素」へと変容してしまうのです。

活性酸素が増えても、**無毒化する消去酵素（SOD）**が働いてくれますが、加齢とともに生成量が減少してしまい、対抗しきれなくなってしまいます。この**消去酵素の代わりの役割を果たすのが「抗酸化物質」**です。

抗酸化物質が体内に入ると、生体よりも先に活性酸素の攻撃を受け、酸化されてしまいます。その結果、生体の酸化を防ぐ、というわけです。

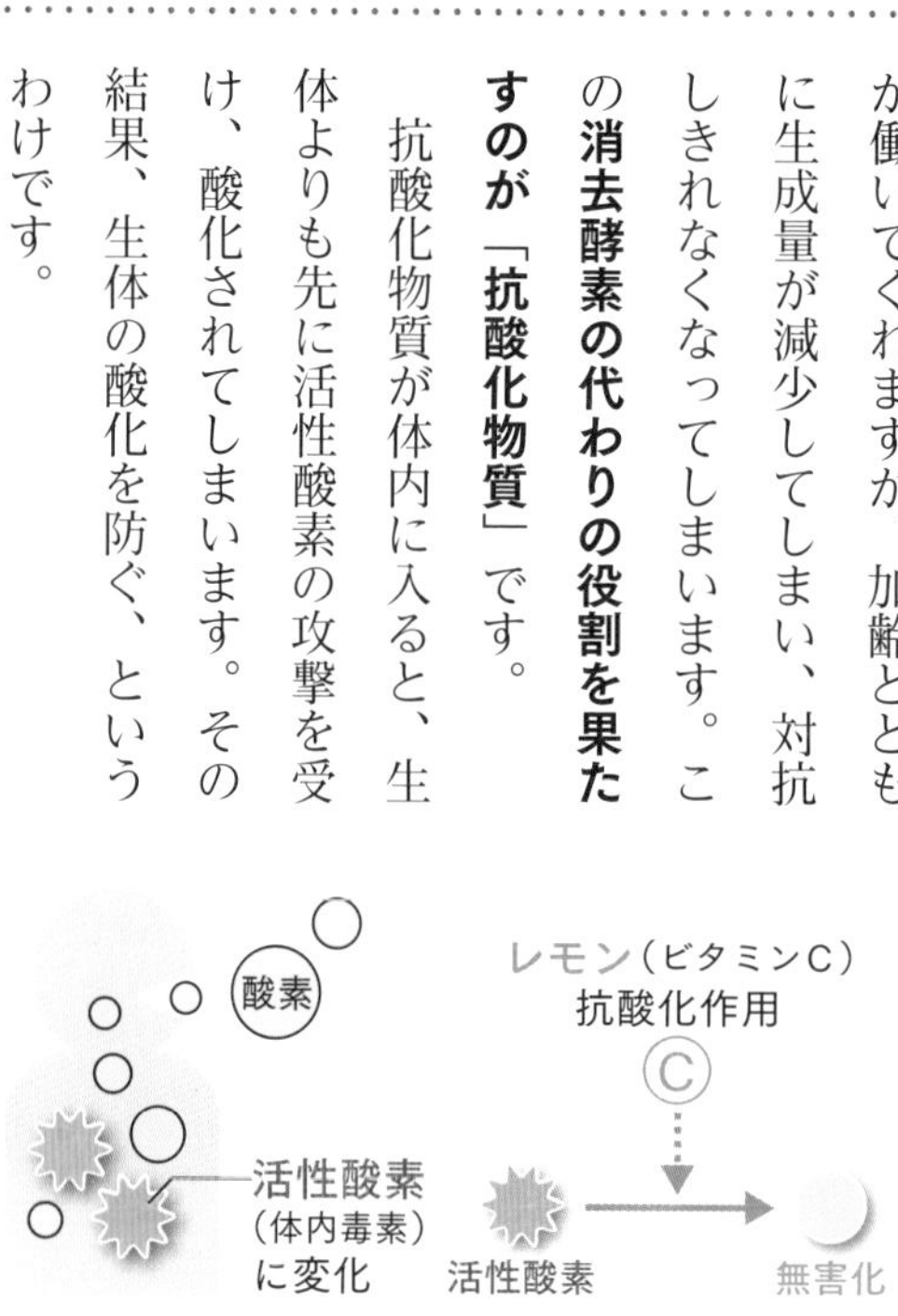

4章

健康寿命を延ばす「血管・内臓が強くなる食べ方」

01 「しなやかな血管」「サラサラ血液」が長寿の源

歳を重ねていけば、誰でも血管や血液が老化していきます。しかし、その**老化の速度を速めてしまうか、ゆるやかなものにするか**は、人によって大きな差が出ます。では、その差がどこで生まれるかと言えば、**主な要因は食生活**にほかなりません。

血液は酸素や栄養を体のすみずみまで運ぶ運搬役です。酸素や栄養がスムーズに行き渡らなければ、臓器や組織の機能に障害が出るのは当然です。

血管の内側には、脂質の塊であるプラークができ、剥《は》がれたプラークは血液中を漂い、毛細血管を詰まらせる原因となります。ちょうど、古い水道管が汚れで詰まったり、サビが浮いて、剥がれるのと同じ状態です。

もちろん、血管自体がもろくなり、破裂する危険性が高くなります。この状態がいわゆる**動脈硬化**です。

動脈硬化が進行すると、血液を送り出す心臓への負荷が高まるため、高血圧、心肥大、心不全など、心疾患のリスクが高まります。

こうしてみると、**血管や血液に関する病気はリンクしている**ことがわかります。いかに血管や血流の若さを保つことが大事か、おわかりになるでしょう。

「血管、血流の若さ」を保つことが大事

血管が弾力性を失い、血液がドロドロになるとどうなる？

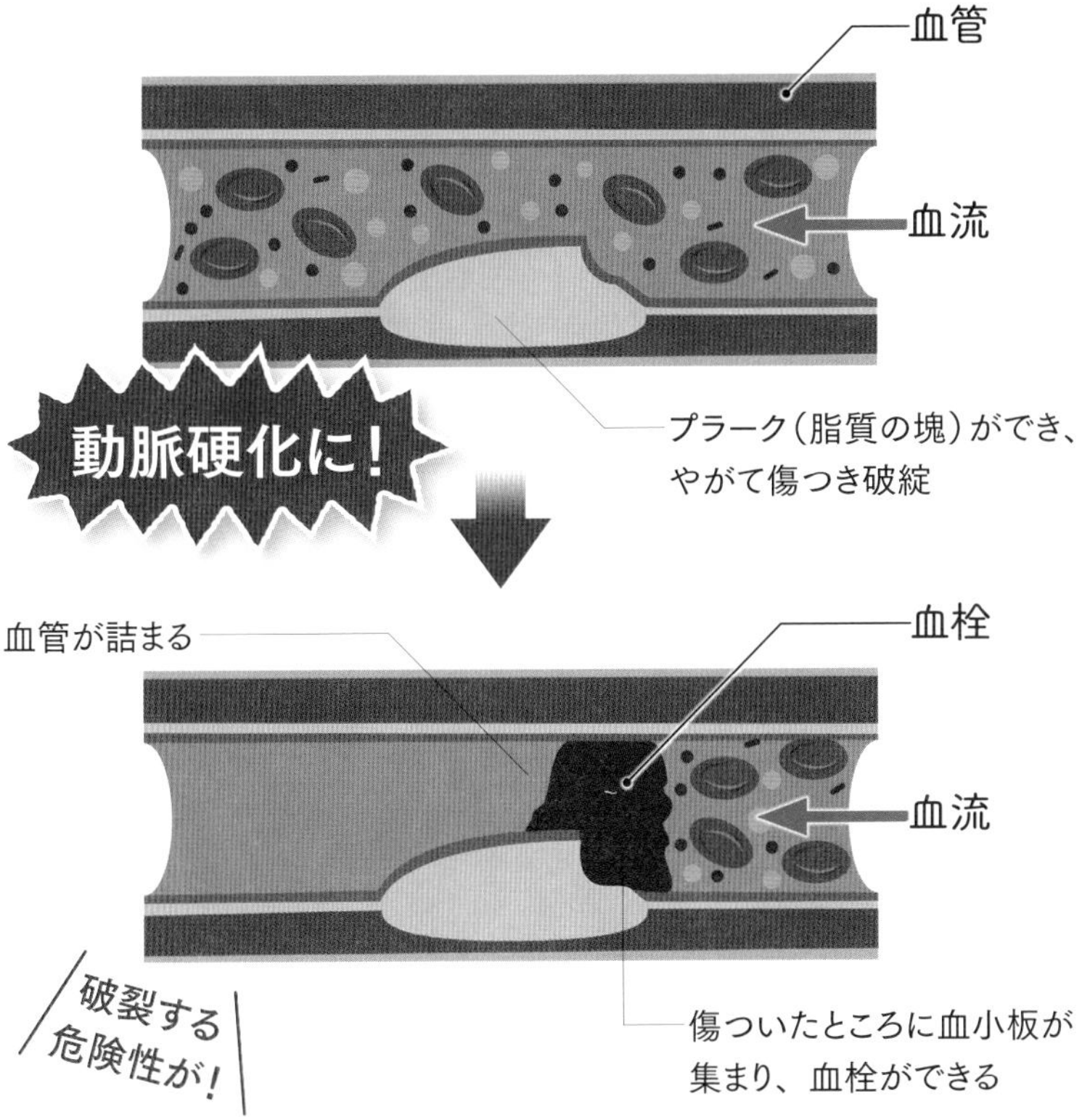

血管
血流
プラーク（脂質の塊）ができ、やがて傷つき破綻
動脈硬化に！
血管が詰まる
血栓
血流
破裂する危険性が！
傷ついたところに血小板が集まり、血栓ができる

危険因子はこの５つ

高血圧

高血糖

脂質異常症（高脂血症）

喫煙

ストレス

02 動物性脂肪は、体内で溶けずに固まってしまう!?

毎日摂る食事の影響は大きく、**食べ方次第で、安心な毎日を送れる**ようになります。ただ、それだけに何を食べるかは気をつけなければなりません。血管をボロボロにして、血流をドロドロにする食材もあるからです。

たとえば、「**動物性脂肪**」。四足歩行動物の脂肪は飽和脂肪酸を多く含み、エネルギーとして有用な栄養ですが、過度に摂取すると毒になります。飽和脂肪酸は融点が高く、**体内でも固まりやすい**性質を持っており、血液中のコレステロールや中性脂肪を増加させるのです。

夕食に豚の角煮をつくって、翌朝、鍋の中を覗《のぞ》くと、残った煮汁の表面が白く、厚い膜（ラード）で覆われています。あれが動物性脂肪の正体です。同じものが血管内（体内）で溶けずに固まっているのかと思うと、ぞっとします。牛脂（ヘッド）やバターも、動物性脂肪を多く含んでいます。

もちろん、**血液をサラサラにしてくれる食材**もあります。代表的なのは、主に**青魚に含まれるEPAやDHA**です。動物性脂肪が飽和脂肪酸であるのに対し、EPAやDHAは不飽和脂肪酸です。魚介類だけでなく、植物油にも多く含まれています。

血液を「ドロドロ」「サラサラ」にする食材

血液をドロドロにする食材

「飽和脂肪酸」が多い！

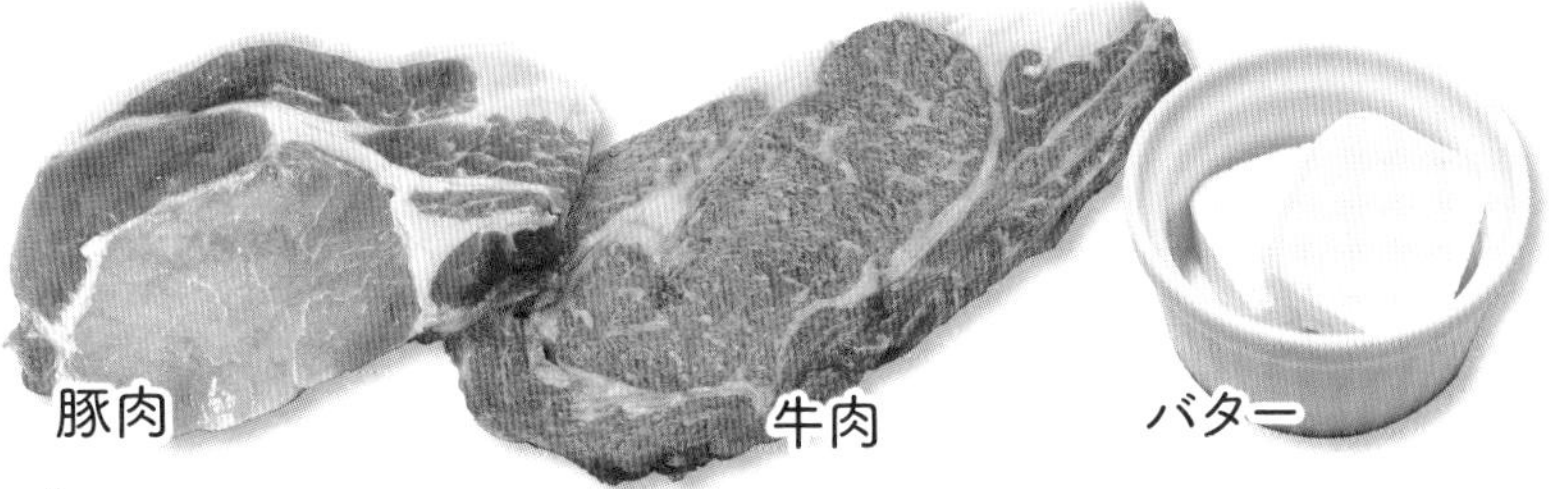

食べ方を工夫しよう！

体内で固まりやすく、
コレステロールや中性脂肪を増やす！

血液をサラサラにする食材

「不飽和脂肪酸」が多い！

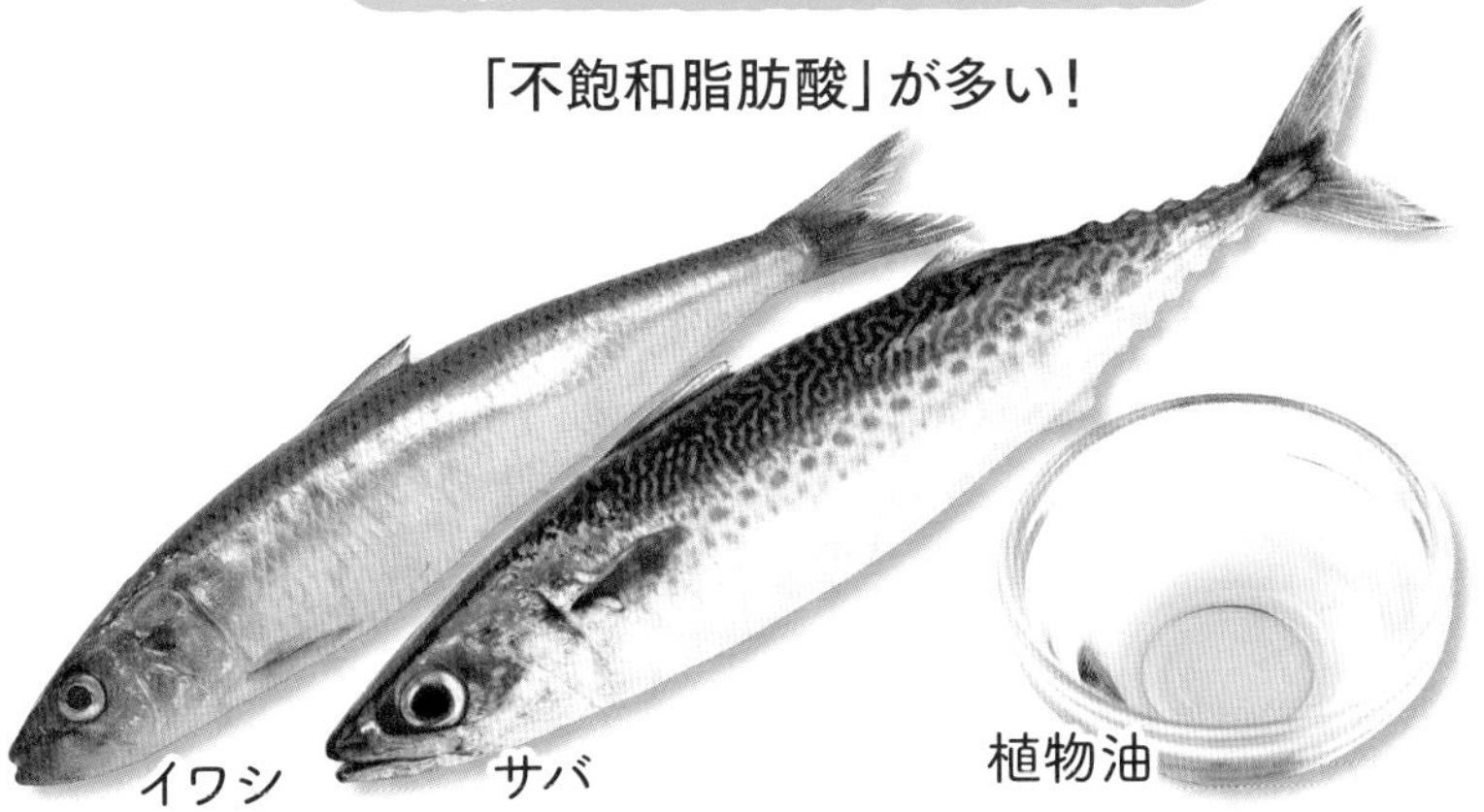

新鮮なものを！

体内で溶けやすい！ 青魚に含まれる
EPA、DHA は血液をサラサラに！

03

「血管」「血液」は食事で強くできる！

不飽和脂肪酸は、化学構造からオメガ3系、6系、9系に分類されています。

その中で、主に青魚に含まれる**EPAやDHAはオメガ3系**に属し、不飽和脂肪酸の中でも、**血液をサラサラにして、血管を強化する**働きがあります。とくにEPAは、赤血球の細胞膜をやわらかくする効果があり、毛細血管までスムーズに流れるようにしてくれます。

植物油では、エゴマ油、亜麻仁《アマニ》油などに含まれるα《アルファ》リノレン酸もオメガ3系です。ただし、**オメガ3系の植物油は酸化しやすい**性質のため、ドレッシングで使うなど、熱を加えず、**生食したほうがよい**でしょう。

オメガ9系は、オリーブオイル、キャノーラ油（菜種油）やナッツ類に多く含まれています。不飽和脂肪酸の中でも、**オメガ9系は最も酸化しにくい**ヘルシーな油です。とくにオリーブオイルには大量に含まれています。

同じ植物油でも、オメガ6系のリノール酸を含む大豆油、紅花油、コーン油などは注意が必要です。血液サラサラ効果はあるものの、リノール酸が酸化されやすいため、血管や血流にダメージを与える悪玉コレステロールを増やしてしまう危険があるからです。

そもそも不飽和脂肪酸って何？

不飽和脂肪酸

一価不飽和脂肪酸

適度に摂る

オメガ9系脂肪酸
- 悪玉コレステロールを減らし、善玉コレステロールを増やす
- 悪玉コレステロールを酸化しにくくする

酸化しにくいので調理油によい

オレイン酸
- オリーブオイル、アーモンド油、菜種油、ひまわり油などに多く含まれる

多価不飽和脂肪酸

新鮮なものを摂る

オメガ3系脂肪酸
- 動脈硬化、ガン、認知症の予防に効果がある

酸化しやすいので新鮮なものを摂る

αリノレン酸
- シソ油、エゴマ油、亜麻仁油など。酸化しやすいので冷暗所に保存し、加熱調理は避ける。

EPA、DHA
- 脂肪の多い青魚に含まれる。新鮮なものを適度に摂るとよい

適度に摂る

オメガ6系脂肪酸
- コレステロールを低下させる
- 摂りすぎると弊害が心配される

リノール酸
- サフラワー油（紅花油）、大豆油、ゴマ油などに含まれる

γリノレン酸
- 食品にはあまり含まれない。母乳、月見草油などに含まれる

『今あるがんに勝つジュース』（新星出版社）参考

04

肝臓・胃・腸……「内臓を疲れさせない」コツ

血液や血管の病気は、自覚症状がなく、静かに進行してしまうのが怖いところです。

肝臓も「**沈黙の臓器**」と言われるように肝臓自体に顕著な症状がないまま、機能が低下していきます。肝臓に痛みの症状が出ないのは、痛みを感知する神経がないためですが、肝臓の機能が低下すると、代謝や解毒といった役割を十分に果たすことができません。エネルギー不足とともに毒素が蓄積し、全身の疲れにつながることも理解されると思います。

肝臓の働きを正常化するためには**不摂生な生活を改めることが第一**ですが、食べ物の力でもアシストできます。

一方、胃や腸は調子が悪くなると、ただちに症状に現れます。もたれや痛み、便秘や下痢などです。せっかく、初期の段階で臓器がサインを出しているのですから、早めに改善をはかるべきです。

腸は、栄養やエネルギーの消化・吸収という役割がよく知られていますが、最近では、体内最大の免疫器官としても注目されています。腸内環境を整えることは、**免疫力を高め、疲れや病気から体全体を守る**ことにつながるわけです。

「内臓疲れ」のサインに注意しよう!

WARNING

調子が悪くなると、
体にさまざまなサインが!

肝臓の疲れ

黄疸《おうだん》
目や皮膚が黄色くなる

手掌紅斑《しゅしょうこうはん》
手のひらが赤くなる

浮腫《ふしゅ》
体がむくむ

疲労感

胃腸の疲れ

胃もたれ

胃の痛み

便秘

下痢

不摂生な生活を改め、食べ物の力で回復しよう!

05 「青魚」と「玉ねぎ」で血と血管が若くなる

アザラシの生肉を主食とするイヌイットの人たちは、心筋梗塞や動脈硬化が少ないことがわかっています。

彼らの血液を調べてみると、ＥＰＡが高濃度に含まれていました。ＥＰＡはイワシやサバなど青魚に多く含まれます。青魚はアザラシのエサ。つまり、彼らはアザラシを介して大量のＥＰＡを摂取していたわけです。

その後の研究で、**ＥＰＡやＤＨＡが血中のコレステロールを減らし、血栓を防止する**作用があることが判明。現在では厚労省も、1日に1g以上のＥＰＡ、ＤＨＡを摂取するよう呼びかけています。**サバなら1切れ、イワシやサンマは中サイズで1尾、刺身ならブリ2切れ分**が目安。「**毎日1食は魚を食べる**」ことが理想です。

また、しらす干しやイワシの丸干しを残さず食べるといいでしょう。内臓部分にはタウリンやミネラルが多く含まれており、消化や代謝の働きを強化します。

食べ合わせは、**血流を促すアリシンが豊富な玉ねぎ**がおすすめ。血圧を安定させるとともに、ＬＤＬ（悪玉）コレステロールを減らし、ＨＤＬ（善玉）コレステロールを増やすため、動脈硬化、脳梗塞、心筋梗塞の予防効果もあります。

医者いらずの食べ合わせ⑰

「血液サラサラ」になる！

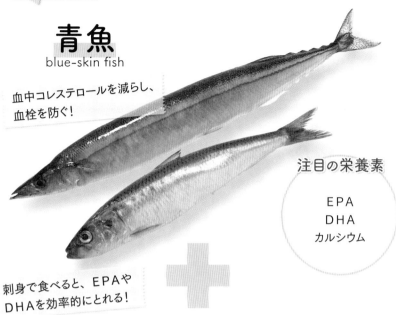

青魚
blue-skin fish

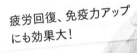

血中コレステロールを減らし、血栓を防ぐ！

注目の栄養素

EPA
DHA
カルシウム

刺身で食べると、EPAやDHAを効率的にとれる！

＋

玉ねぎ
onion

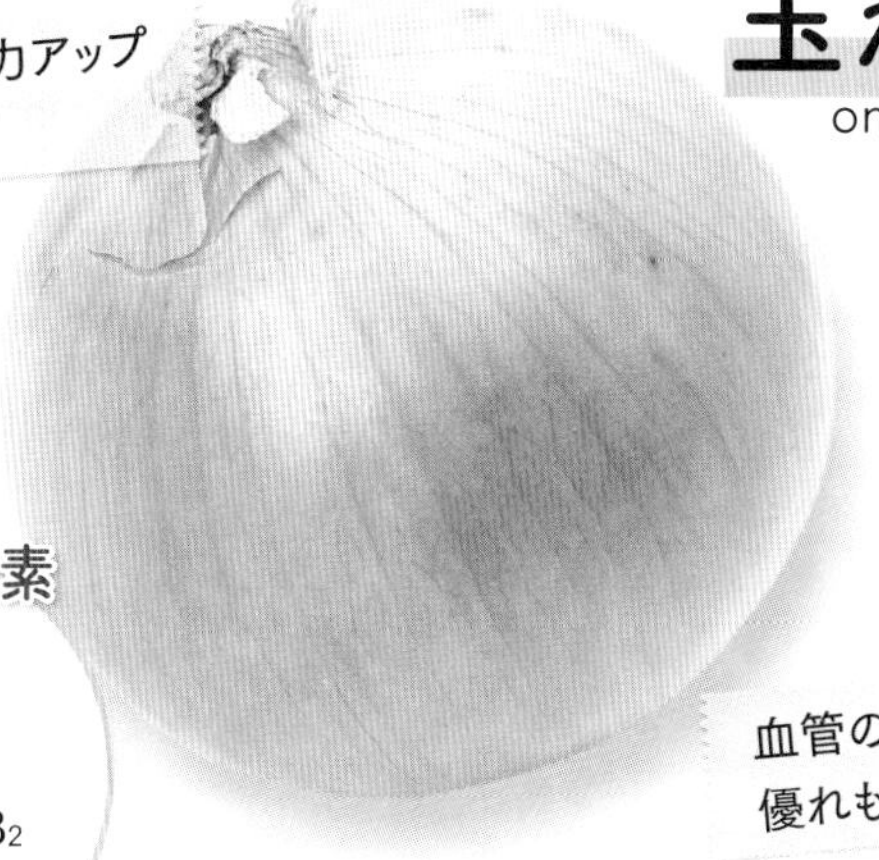

疲労回復、免疫力アップにも効果大！

注目の栄養素

アリシン
ビタミン B_1、B_2

血管の若さをつくる優れもの！

おすすめの食材

シソ、大根、ワカメ、レモン など

「1日1食」食べれば、血液サラサラ！若さがよみがえる！

06 血をきれいにする黄金食「納豆ごはん」

「畑の肉」大豆は、良質なたんぱく質と脂肪、炭水化物のバランスが優れた健康食品。

納豆は、イソフラボン、レシチン、サポニンなどの機能性栄養素も豊富で、ガン予防や心疾患のリスクも低減してくれます。骨粗鬆症やボケ防止にも効果があります。

納豆は、大豆を発酵させることでさらにパワーアップした食品です。

発酵させることによって、大豆よりも、ビタミンKが124倍、パントテン酸12・4倍、ビタミンB26・2倍、葉酸3・07倍、イソフラボン2・03倍など、ことごとく栄養価がアップします。

さらに、発酵の過程でさまざまな酵素が生み出されるのです。

たとえば、たんぱく分解酵素であるプロテアーゼ、脂肪をグリセリンと脂肪酸に分解するリパーゼ、でんぷんを分解するアミラーゼ、繊維質を糖に変えるサッカラーゼ、ラクターゼなどです。

その中で**血栓を溶解させ、血液をサラサラにする**のがナットウキナーゼ、ペルオキシダーゼといった消去酵素（SOD）です。

とくにナットウキナーゼは、**食品に含まれる血栓溶解酵素としては最強の酵素**と言えます。

また発酵で強化されたビタミンK、B_2、SODは、「体のサビ」活性酸素を除去する重要な働きを持ち、抗酸化力を格段にアップさせます。

納豆を発酵させる際に使われる納豆菌は、ヨーグルトの乳酸菌と同様、強力な殺菌作用を持っています。

その殺菌力は、O157大腸菌の繁殖も完全に抑えることができるほどです。

日本の女性は、欧米の女性に比べて長寿で、乳ガンや骨《こつ》粗《そ》鬆症《しょうしょう》、更年期障害の発生率が低いです。その理由について、欧米の研究者は、日本人女性がイソフラボンを含む納豆や豆腐など、大豆製品を多く摂っているからだと指摘しています。

さて、食べ合わせは、やはり**納豆との相性が抜群なごはんがおすすめ**です。

お米のでんぷんには食物繊維が含まれています。これが、納豆の酵素との相乗効果で分解されて腸を整え、排泄力をアップさせるのです。

また、ごはんに含まれる糖とたんぱく質を納豆と一緒に摂ると、脳や体にスイッチが入り、体のさまざまな機能が活発に動き出します。

ごはんが白米の場合は、精製される過程でビタミン群が減少しますが、ビタミン群も豊富な納豆が補ってくれます。

「ごはん＋納豆」は、まさに**日本人の知恵が込められた理想的な食べ合わせ**です。

ただ、ナットウキナーゼは熱に弱いため、あつあつのごはんではなく、ほどよい温かさになってからかけて食べるのがコツです。

ごはん

polished rice

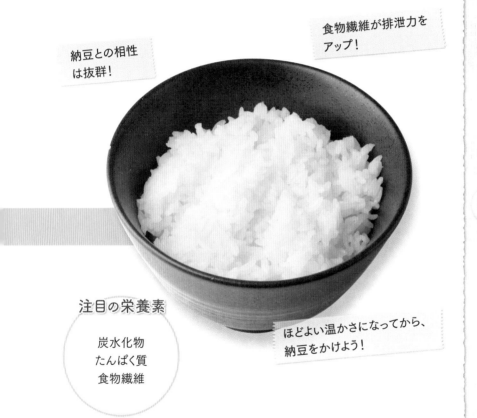

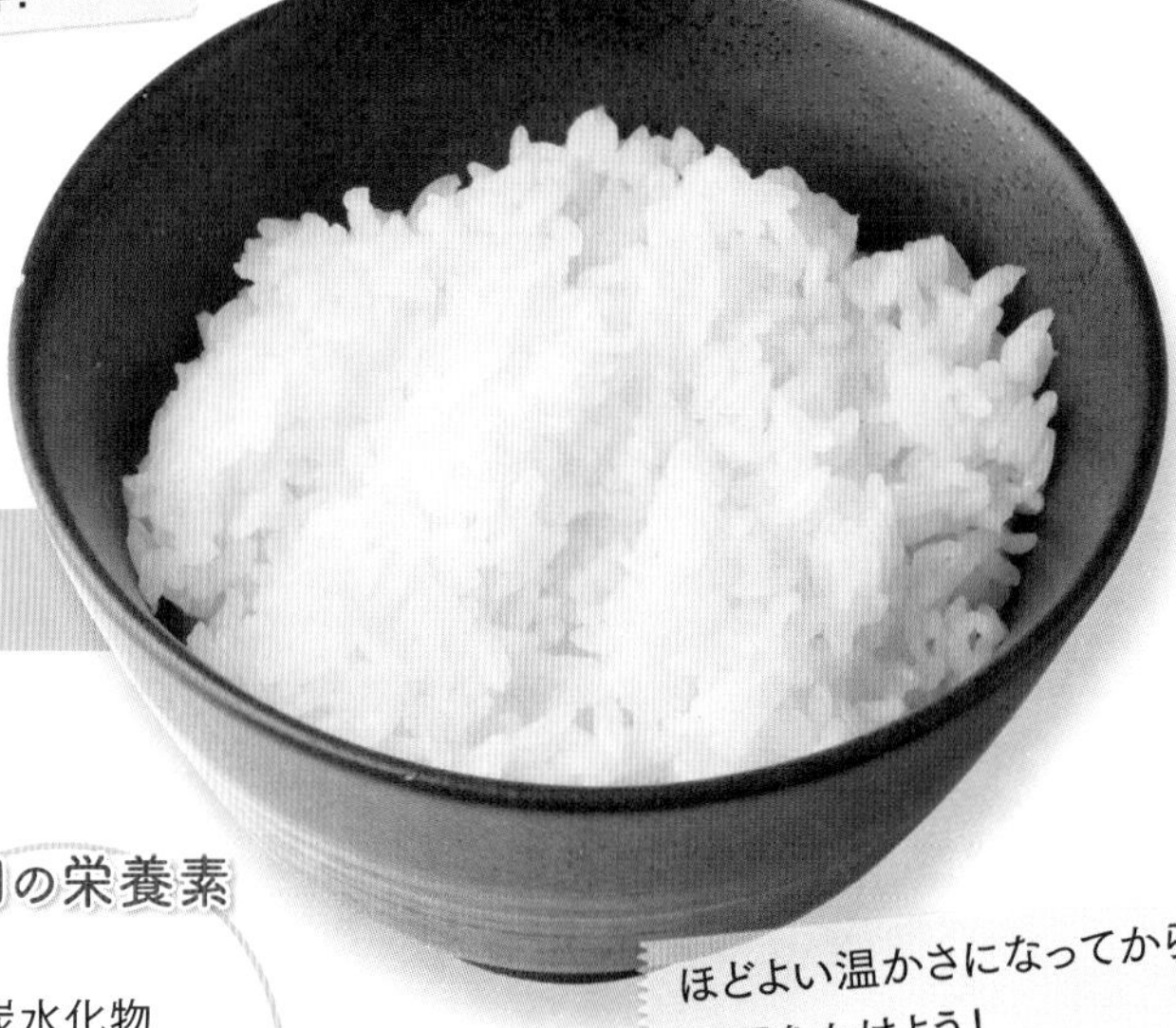
納豆との相性
は抜群！
食物繊維が排泄力を
アップ！
ほどよい温かさになってから、
納豆をかけよう！

注目の栄養素

炭水化物
たんぱく質
食物繊維

日本人の知恵が凝縮した健康食！

医者いらずの食べ合わせ⑱

「血液サラサラ」になる!

納豆

fermented soybeans

血栓を溶かす最強の酵素が!

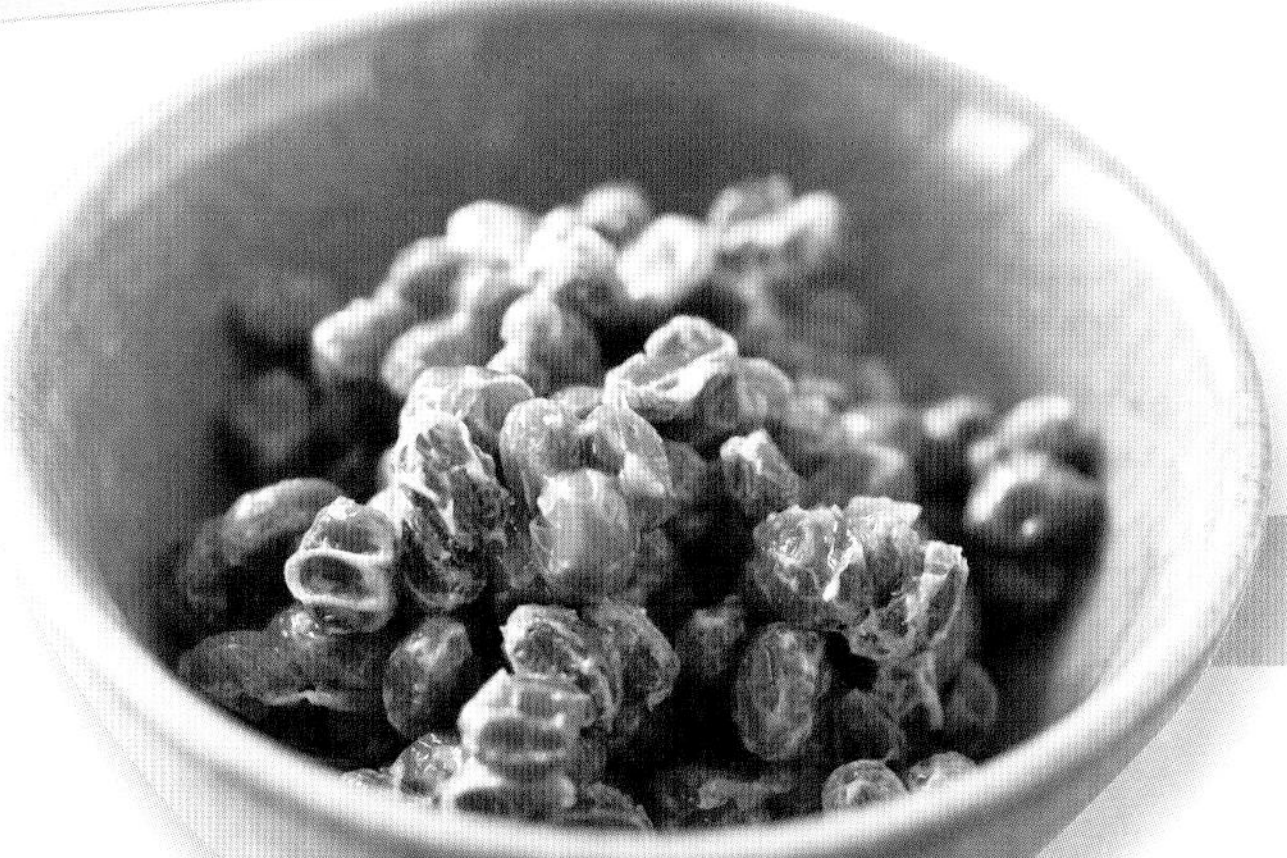

注目の栄養素

ビタミンB群、K
パントテン酸
大豆イソフラボン

発酵で大豆の栄養素がパワーアップ!

おすすめの食材

卵、キムチ、ねぎ類 など

医者いらずのコツ

納豆菌は、強力な殺菌作用を持っています。その効力は、O157大腸菌の繁殖も完全に抑えることができるほど!

07 相性抜群の「ぶどう＋鶏肉」で効率よく栄養摂取

「高血糖」とは、血液中の血糖値が高い状態を指します。

血糖となる糖質には、多糖類（でんぷんやグリコーゲンなど）、2糖類（ショ糖や乳糖、麦芽糖など）、単糖の3種類があります。

単糖に分類されるのは、ブドウ糖（グルコース）、果糖です。単糖を直接摂取すれば、吸収が早く、代謝もスムーズで短時間に細胞エネルギーとして役立ちます。高血糖や糖尿病予備軍の人たちは、白米などの多糖類よりも、単糖から糖質を摂取するほうが改善をもたらします。

さて、ぶどうには、ブドウ糖、果糖ともに多く含まれています。医療で疲労回復を目的にブドウ糖を注射しますが、吸収が迅速なためです。もちろん、ぶどうをそのまま食べても、すぐにエネルギーとなります。

私は**果物というより「栄養剤」**だと思っています。

ぶどうを原料とする赤ワインも、実だけでなく、皮も含めて醸造され、**ポリフェノールが多く、健康によい**お酒です。フランス人の心筋梗塞での死亡率は欧州最低ですが、これは赤ワインをよく飲むからと言われています。

食べ合わせは、鶏肉と一緒に食べると、**鶏肉の鉄分やカルシウムを効率よく摂取できる**のでおすすめです。

医者いらずの
食べ合わせ⑲

「高血糖」を撃退！

ぶどう
grape

まさに
「食べる栄養剤」！

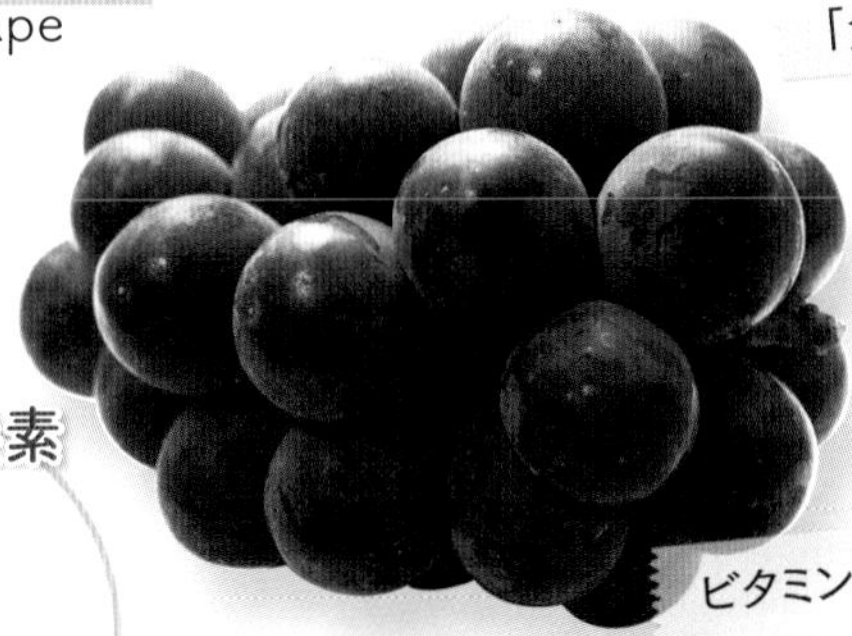

注目の栄養素
ぶどう糖
果糖
カリウム
クエン酸
ポリフェノール

ビタミン、ミネラル、
ポリフェノールが豊富！

＋

鶏肉
chicken

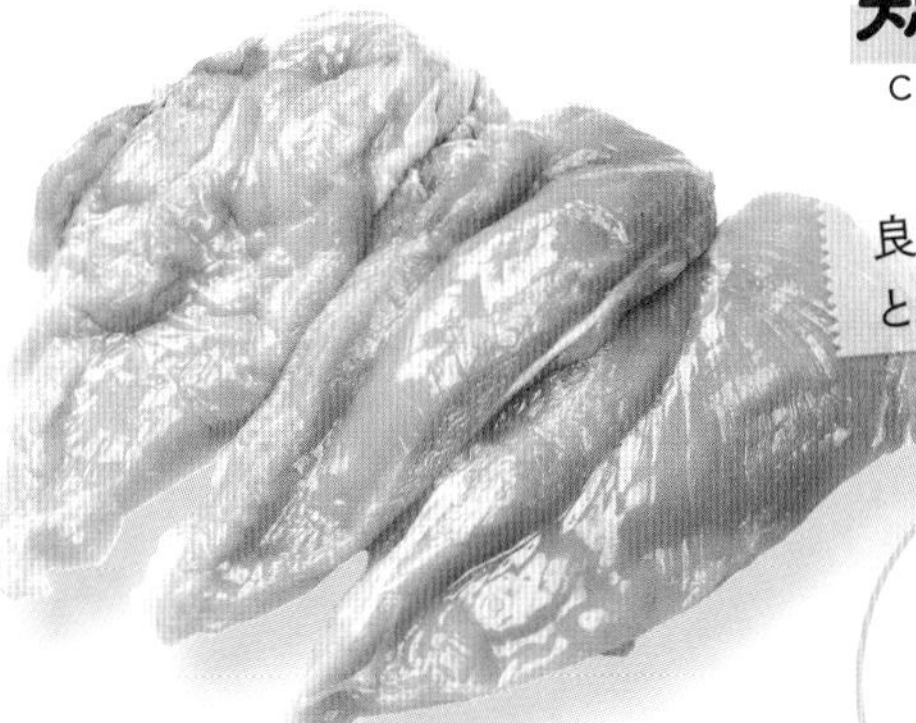

良質なたんぱく質が
とれる！

注目の栄養素
たんぱく質
ビタミンB群

ぶどうと食べると、
ミネラル吸収がスムーズ！

おすすめの食材
りんご、にんじん、玄米 など

**血糖上昇がゆるやかで
スタミナも満点！**

08 週2回の「玄米ごはん＋青魚」が血圧を安定させる

玄米は、血圧降下に直接関与する食物繊維が豊富なうえ、毛細血管を丈夫にするルチンも含まれています。

ただし、玄米は消化・吸収に難があり、独特の匂いが苦手な人もいるでしょう。そこで、**玄米と白米とを半々に混ぜた「玄米ごはん」**をおすすめします。**「週に2回、1日1膳食べる」**だけでも恩恵が得られます。

日常的には、玄米を発酵させた発芽玄米や胚芽米、雑穀や糖類をミックスした五穀米、あるいは白米に大麦を加えた「麦ごはん」も同様の効果が得られます。大麦には白米の20倍近い食物繊維が含まれており、高血圧予防にも功を奏します。

玄米ごはんの食べ合わせには、**血圧を降下、コントロールする食材**がよいでしょう。

血圧を下げる栄養素であるカリウムは、じゃがいもやほうれん草などの野菜、アボカドやバナナといった果物、昆布やワカメなどの海藻類、そのほか、切り干し大根、大豆、魚（カレイなど）に豊富です。

玉ねぎやにんにくに多く含まれているアリシン、青魚のＥＰＡやＤＨＡ、タコやイカのタウリンなども血圧を下げる有効成分です。

医者いらずの食べ合わせ⑳

「高血圧」を撃退!

玄米

unpolished rice

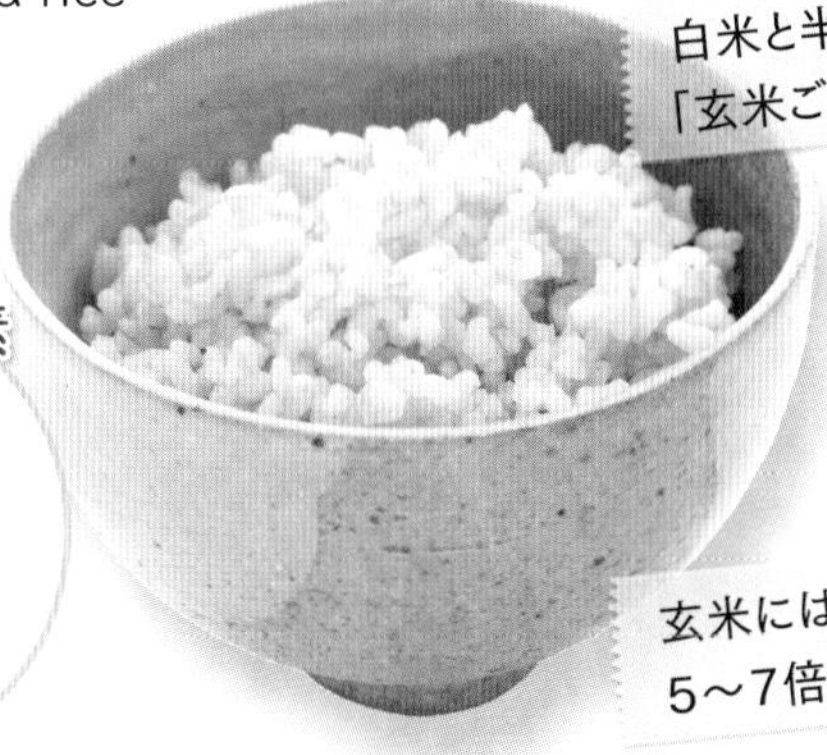

白米と半々の「玄米ごはん」でもOK!

注目の栄養素

ビタミンB_1、E
食物繊維

玄米には白米の5〜7倍の栄養がある!

＋

青魚

blue-skin fish

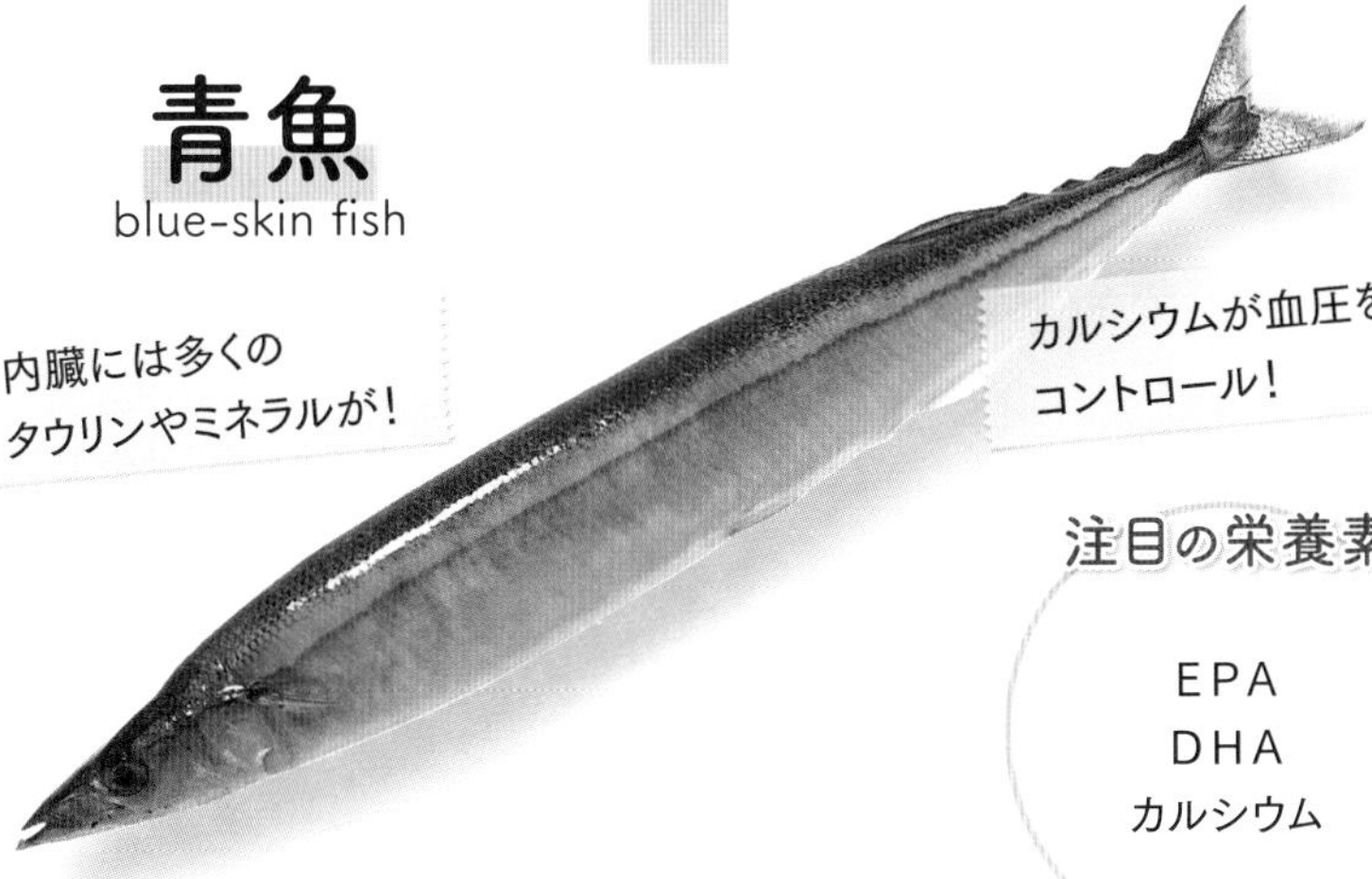

内臓には多くのタウリンやミネラルが!

カルシウムが血圧をコントロール!

注目の栄養素

EPA
DHA
カルシウム

血液サラサラ＋血圧降下の成分がたっぷり!

おすすめの食材

じゃがいも、海藻、大豆製品 など

09 日本の伝統食「海藻＋豆腐」でLDLを撃退！

血液中の脂質が多すぎる状態を「脂質異常症（高脂血症）」と言います。中でも危険なのは、ＬＤＬ（悪玉）コレステロールの増加です。動脈の壁にくっつき、動脈硬化の元となります。

ＬＤＬを減少させる成分は、大豆製品に多く含まれるサポニン、青魚のＥＰＡやＤＨＡ、キクラゲなどのきのこ類や海藻などに多く含まれる食物繊維などがあります。この中でおすすめしたいのは、**古代より保存・越冬食として重宝されてきた海藻類**です。

体の成長、代謝に欠かせないミネラルを多く含むうえ、近年ではその糖質にガン予防など、さまざまな効果があることがわかってきました。たとえば、最もポピュラーな海藻、昆布には、糖質が58％と非常に多く含まれていますが、でんぷんを含まず、食物繊維を形成する多糖類のセルロース（不溶性食物繊維）、アルギン酸（水溶性食物繊維）、フコイダンなどが主です。

昆布を手軽に摂るには、小さく切った根昆布を緑茶に入れて飲み、軟らかくなったところで、よくかんで食べるのがおすすめです。ＬＤＬを減少させる豆腐などの大**豆製品と食べ合わせると、相乗効果**が期待できます。

医者いらずの食べ合わせ㉑

「脂質異常症」を撃退！

海藻
sea vegetable

「海の野菜」と呼ばれるほど栄養満点！

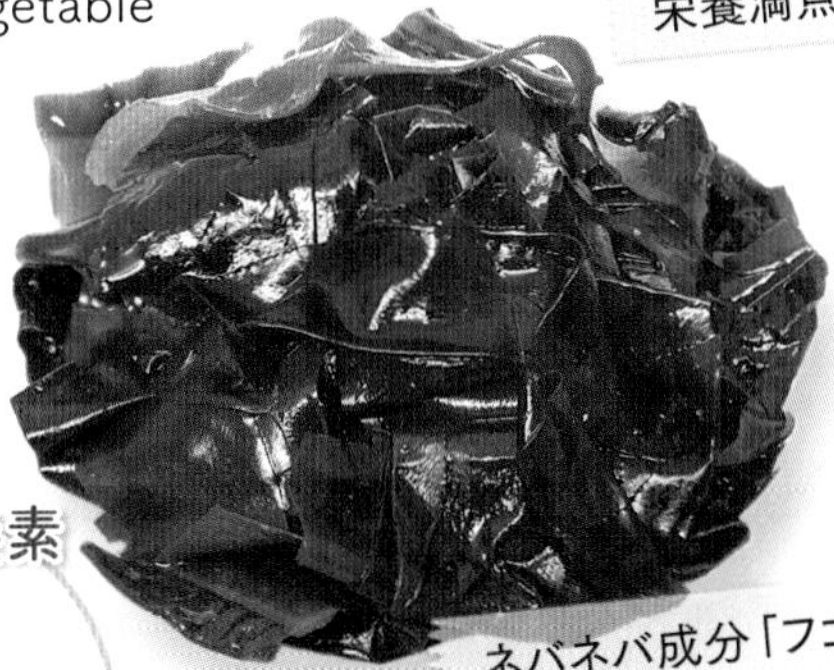

注目の栄養素

アルギン酸
フコイダン
タウリン

ネバネバ成分「フコイダン」がLDLを吸収、中性脂肪を低下させる！

＋

豆腐
tofu

LDLを減少させる効果も！

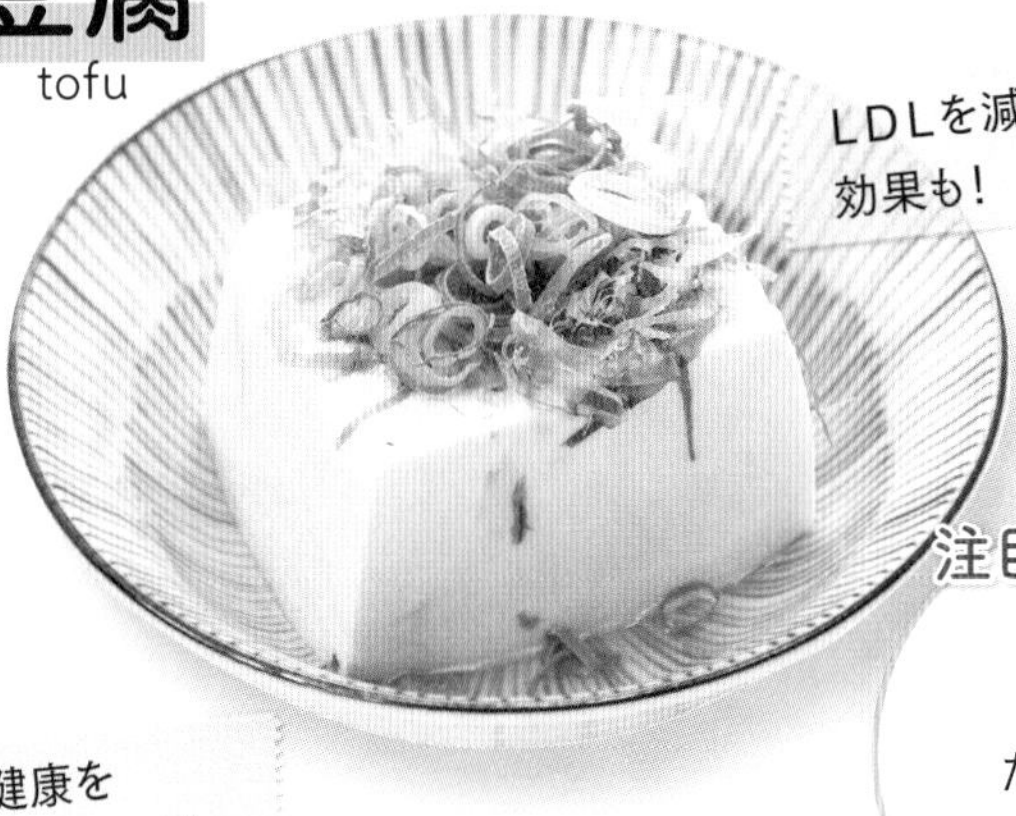

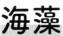

注目の栄養素

サポニン
たんぱく質
イソフラボン

日本人の健康を支えてきた優良食材！

おすすめの食材

きのこ類、青魚、トマト など

悪玉コレステロールを減少させる効果が絶大！

10 食物繊維の塊「干し椎茸＋昆布」で肝臓強化

日本人は欧米人に比べて「お酒が弱い」と言われます。約4割の日本人は、遺伝的にアルコールを酢酸に分解する酵素ＡＬＤＨ（アセトアルデヒド脱水素酵素）が不足しています。そのため、洋酒のような強い酒は悪酔いしやすく、肝臓への負担が大きいのです。

肝機能の改善、増進には、タウリンを多く含む牡蠣やアサリ、シジミ、イカなどが有名です。

そのほか、食物繊維も外せません。**食物繊維は便通を改善し、腸内環境を整え、肝臓のアンモニア吸収を抑える**ことができるからです。

食物繊維を多く含む食品として、椎茸などが挙げられます。**干し椎茸は食物繊維の塊**のような食材です。生だと、食物繊維の含有量は１００g中、３・５gにすぎませんが、乾燥させると41gにもなります。

椎茸に含まれているのは、主に不溶性食物繊維です。そのため食べ合わせは、**水溶性食物繊維である昆布と一緒に摂ると、相乗効果を発揮**します。

同じく食物繊維が豊富ないも類や、椎茸の仲間であるキクラゲやエノキやシメジと一緒に食べるのも効果的です。おいしくいただき、肝機能をサポートしましょう。

医者いらずの
食べ合わせ㉒
「肝機能低下」を撃退！

干し椎茸
dried shiitake

乾燥させると、食物繊維量が
100g中41gに！

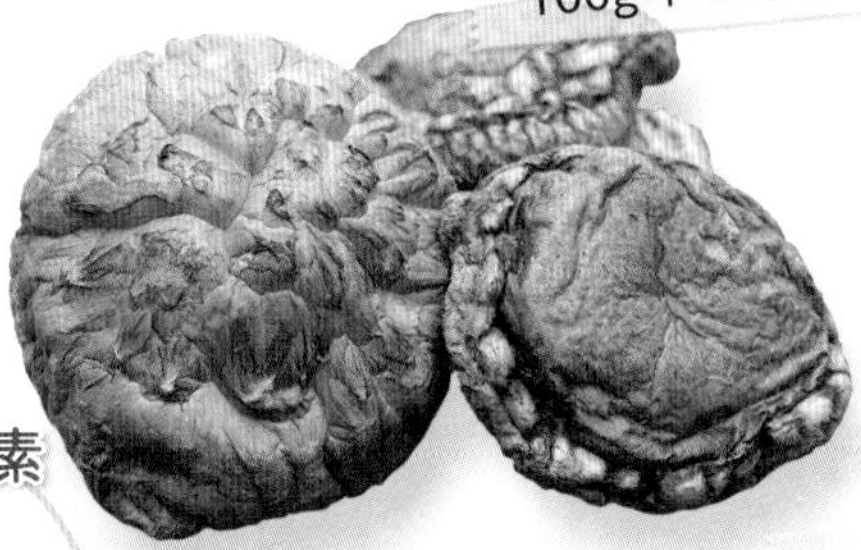

注目の栄養素

クエン酸
ビタミンC

不溶性の
食物繊維が豊富

＋

水溶性の食物
繊維が豊富

昆布
sea tangle

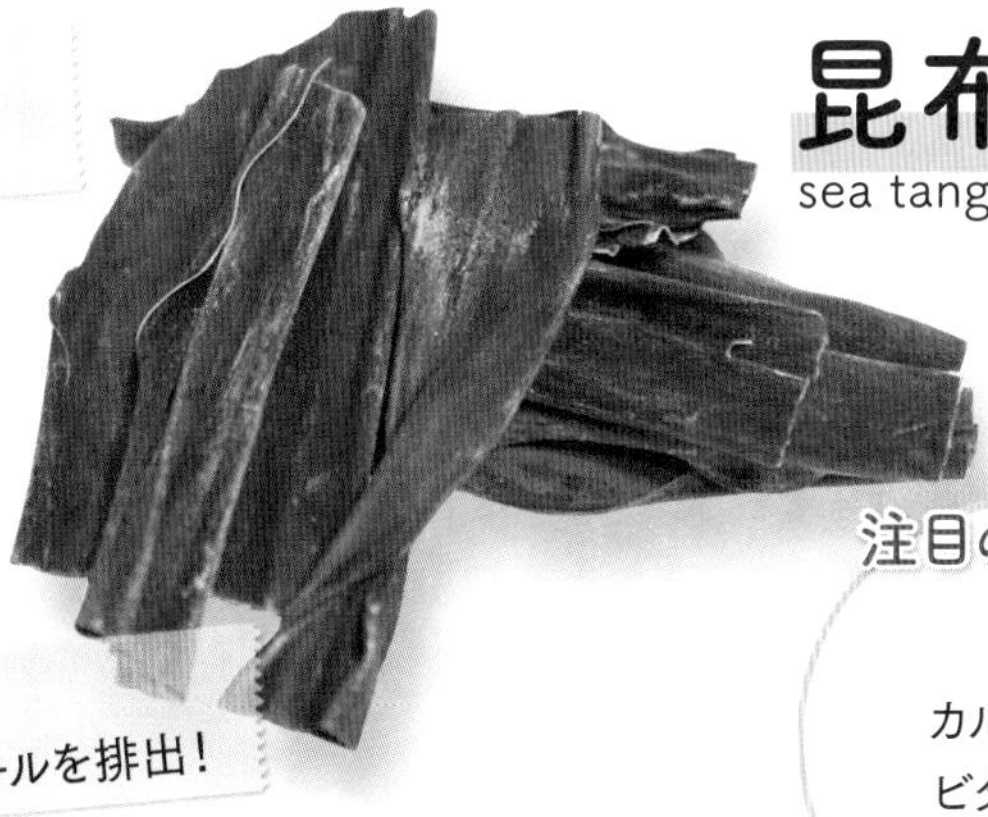

ナトリウムや
コレステロールを排出！

注目の栄養素

カルシウム
ビタミンD

「不溶性＋水溶性」食物繊維で
肝臓を毒から守る！

おすすめの食材

いも類、切り干し大根、ひじき など

11 台所の医者「キャベツ」+自然の胃薬「大根」=最強!

米国国立ガン研究所が、ガン予防に可能性がある食品をリスト化したのが「デザイナーズフーズ・プログラム」。その中で、**キャベツは、ガン予防効果1位に輝いた食材**のひとつです。日本の「食品バランスガイド」(農水省)でも、キャベツは大根やトマトなどと並び、**摂るべき野菜のトップランク**に位置づけられています。

古代ギリシャの数学者、ピタゴラスは「キャベツは元気をつけ、心を落ち着かせてくれる」と記し、90歳で天寿をまっとうしました。医聖と称されるヒポクラテスも好んで食べ、83歳まで生きました。

キャベツの薬効は紀元前から知られていたのです。2人とも当時としては破格の長寿です。「**台所の医者**」という表現もあります。

キャベツにはその名が由来の胃腸薬があるように、**胃腸に効果がある野菜**です。

有効成分は「ビタミンU」と称されますが、じつはビタミンではなく、ビタミン様物質と呼ばれるアミノ酸の一種。胃や十二指腸の粘膜に作用し、細胞分裂を促し、潰瘍の修復を行なったり、その予防に威力を発揮します。ビタミンUを用いた胃潰瘍の治験では60%以上の奏効率が得られ、その効果は折り紙つきです。

「台所の医者」としての万能性は、ほかのビタミン類のほか、カリウムやカルシウム、食物繊維を多く含むことに由来しているのでしょう。

カリウムは体内の余分な塩分を排出、細胞内のミネラルバランスを保つ役割があり、老化してガン化しつつある細胞を正常化する働きがあります。

また新陳代謝を活発化し、病気を誘発しやすい便秘の改善にも役立ちます。

さらに抗酸化力の高いポリフェノール、最近、注目のイソチオシアネートも含んでいます。イソチオシアネートは、キャベツのほか、ブロッコリーなどアブラナ科の野菜に含まれているイオウ化合物の一種です。体内の異変であるガン細胞を見つけ、体外に排出したり、増殖を抑制する働きがあり、制ガン作用が期待されています。

キャベツの千切りは、トンカツなどの揚げ物につきものですが、一緒に食べると、余分な脂質が吸収されるのを防ぎ、胃の粘膜を刺激から守ってくれます。

「自然の胃薬」大根も、消化酵素の働きで胃もたれを改善します。

キャベツは火を通しても胃の粘膜を守る働きは落ちませんが、大根の消化酵素は熱に弱いので、生の状態で食べたほうがよいでしょう。

キャベツと大根を一緒に食べれば**健胃効果は抜群**です。ビタミンCやリコピンなど、抗酸化力成分を含む食品との食べ合わせも相乗効果が期待できます。

キャベツとレモンなどは、つけ合わせの名コンビと言えるでしょう。キャベツにはないEPAやDHA、タウリンなど多く含む魚介類は互いにない栄養（ビタミンCなど）を補完でき、より、体によい影響をもたらします。

大根

Japanese radish

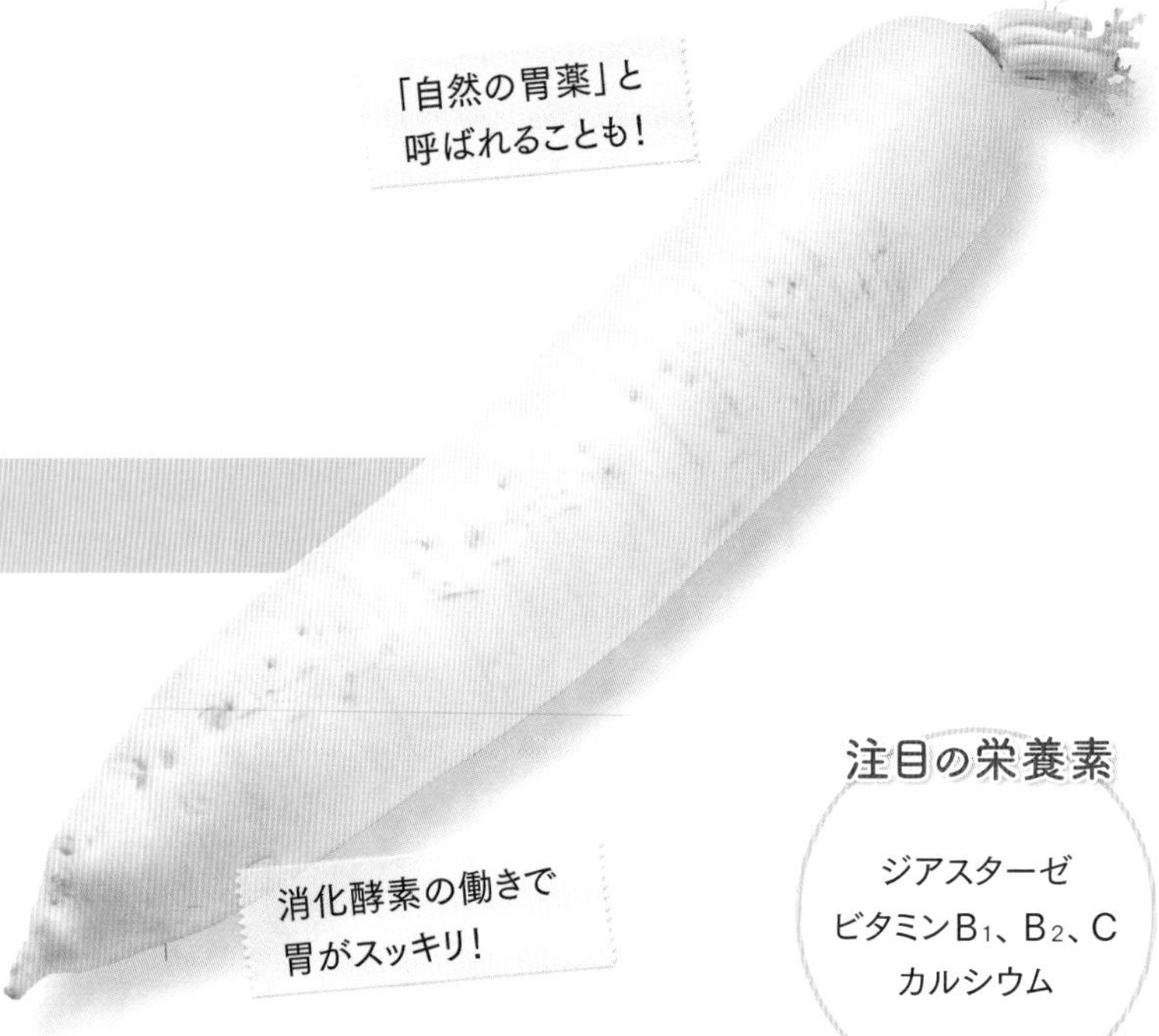
「自然の胃薬」と
呼ばれることも！
消化酵素の働きで
胃がスッキリ！

注目の栄養素

ジアスターゼ
ビタミンB_1、B_2、C
カルシウム

「健胃効果」抜群の野菜が余分な脂質の吸収を防ぐ！

医者いらずの食べ合わせ㉓

「胃もたれ」を撃退！

キャベツ

cabbage

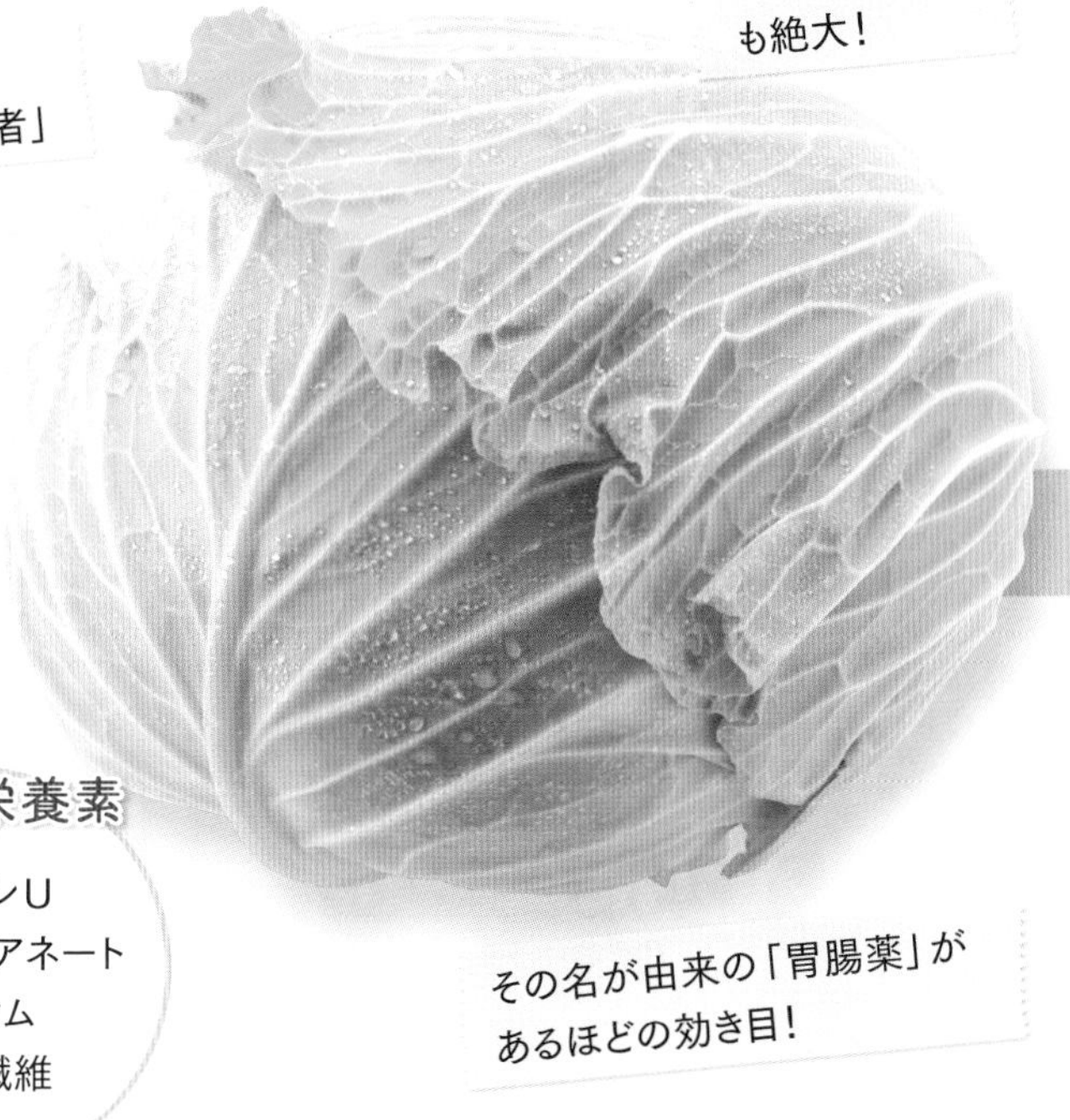

胃腸を守る「台所の医者」

ガン予防効果も絶大！

その名が由来の「胃腸薬」があるほどの効き目！

注目の栄養素

ビタミンU
イソチオシアネート
カリウム
食物繊維

おすすめの食材

レモン、イカ（魚介類）など

医者いらずのコツ

キャベツの千切りは、トンカツなどの揚げ物と一緒に食べると、余分な脂質の吸収を防ぎ、胃の粘膜を刺激から守ってくれる！

12 「りんご＋蜂蜜」のバーモント食で病気知らず

私は「お腹の調子が悪い」という患者さんには、薬よりもまず「**おろしりんごと蜂蜜**」を試すようすすめています。

りんごが胃腸によいのは、**水溶性食物繊維であるペクチンを大量に含んでいる**からです。

蜂蜜に含まれる各種花粉は、腸内リンパ組織を刺激してリンパ球を増やすとともに、殺菌作用で腸内雑菌の繁殖を防ぎます。りんごと蜂蜜はまさに黄金配合と言えるでしょう。**りんご半分に蜂蜜大さじ1杯程度で、十分に効力を発揮**してくれます。

そもそもりんごは遠い昔から健康食材として知られています。西洋では「**1日1個のりんごが医者を遠ざける**」と言い伝えられてきました。

りんごだけを食べ続ける、などという極端な方法をとらなければ、りんごがダイエットによいことは事実です。朝食だけりんごにする、おやつはりんごにするなどでも、効果は発揮されますし、食べすぎ防止にもなります。

各種ポリフェノールやペクチン、クロロゲン酸などは皮や皮に近いところに多く存在していますので、**よく洗って丸ごと食べる**とよいでしょう。

医者いらずの食べ合わせ㉔

「腸」を整える！

りんご

apple

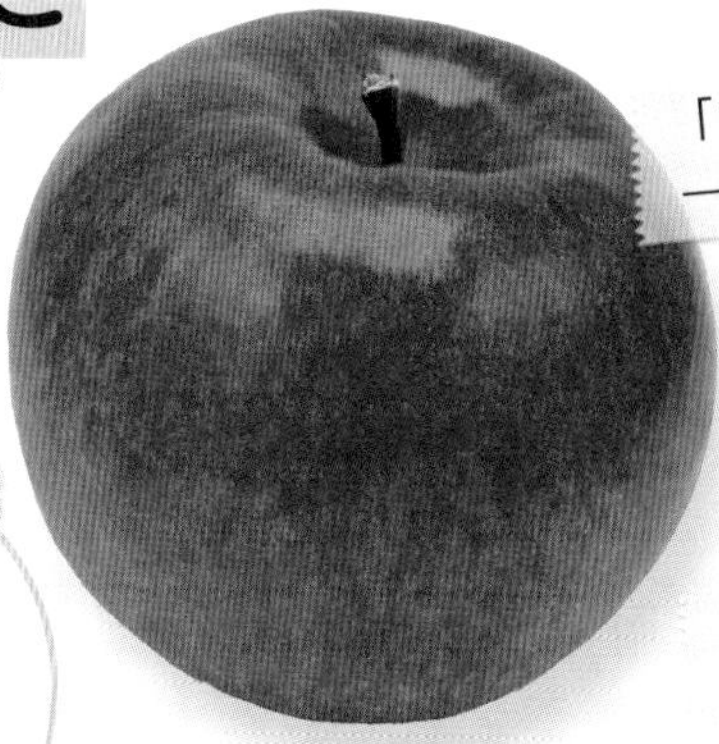

「1日1個で医者いらず」
――まさに万能の果物！

注目の栄養素

ペクチン
カリウム
ビタミンC

水溶性食物繊維の
ペクチンが豊富！

蜂蜜

honey

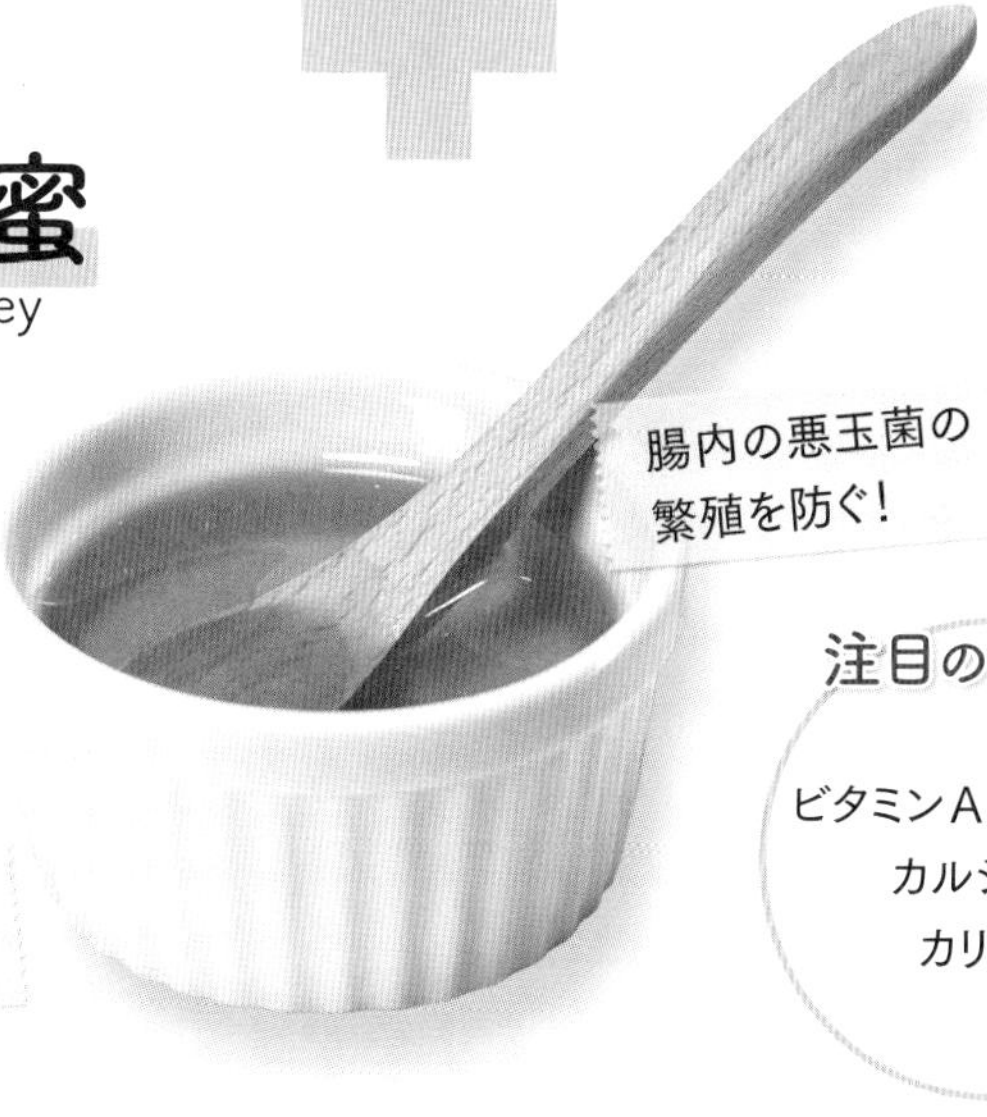

腸内の悪玉菌の
繁殖を防ぐ！

注目の栄養素

ビタミンA、B、C、K
カルシウム
カリウム

「滋養強壮」
効果抜群！

おいしく食べて病気知らず！

おすすめの食材

レモン、イカ（魚介類）など

column

お酒が薬になる「いい飲み方」

「百薬の長」と言われるように、お酒は**飲み方次第**で健康に寄与する面が多々あります。

ただ、飲みすぎると、毒になるという負の面もあります。常習的な大量の飲酒は、血管系疾患、発ガン、さらには脳を委縮させ、認知症のリスクを高めます。

適量、正確には制限リミットは、**日本酒換算で1日2合**、ビールで中瓶2本、ワインはワイングラス4杯、ダブルのウイスキーで2杯、焼酎なら400㎖相当です。

最近ではより幅広くとらえ、1週間の摂取量に重きをおく傾向にあります。**1週間に14合以内ならば、健康上問題ない**とされています。仕事のつき合いなどで、**飲みすぎた日があれば、翌日は禁酒**（あるいは量を減らす）などして、1週間のスパンでとらえます。

女性の場合は相対的にアルコールの解毒能力が男性よりも劣るため、制限量は約半分になります。

こうした意識を持ったうえで飲めば、健康増進はもちろん、自身の活力源として大いに役立つ伴侶となります。

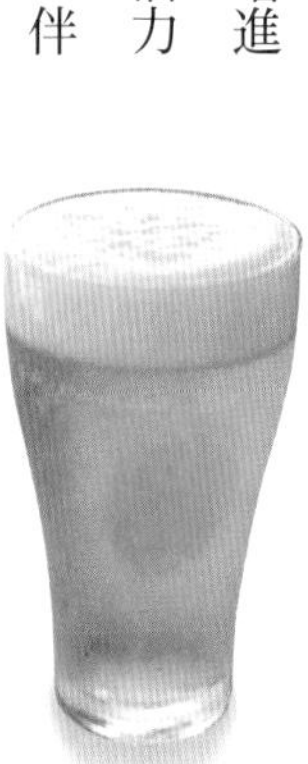

5章

睡眠、入浴、運動……医者いらずの生き方

01 いい睡眠が「免疫力の高い体」をつくる

昔から「寝る子は育つ」と言いますが、睡眠は大人になっても大切です。

では、どのくらい寝ればよいかというと、健康体の人ならば**7〜8時間は確保してほしい**ところです。免疫力が落ちやすいガン患者の方には、少なくても9時間の睡眠を推奨しています。

もちろん早寝早起きが理想です。日が暮れたら眠り、太陽が昇ったら起きるという、縄文人のような生活は無理にしても、私たちの体には彼らの体内リズムが受け継がれています。遅くてもその日のうち、**夜12時までには布団に入る**ようにしましょう。

中には7〜8時間の睡眠時間の確保も無理……という忙しい方もおられるでしょう。そういう方は、**昼間、少しでも横になる**ことをおすすめします。眠れなくてもよいのです。二足歩行の人間にとって、横になって、わずかな時間でも血液の流れが重力から解放されることは、心身ともに休まり、リラックスタイムになります。

自律神経のバランスを保つために、睡眠時間も、**寝る時間帯も、規則正しく**しましょう。1日の生活リズムも安定します。

「最低7時間の睡眠」を確保しよう！

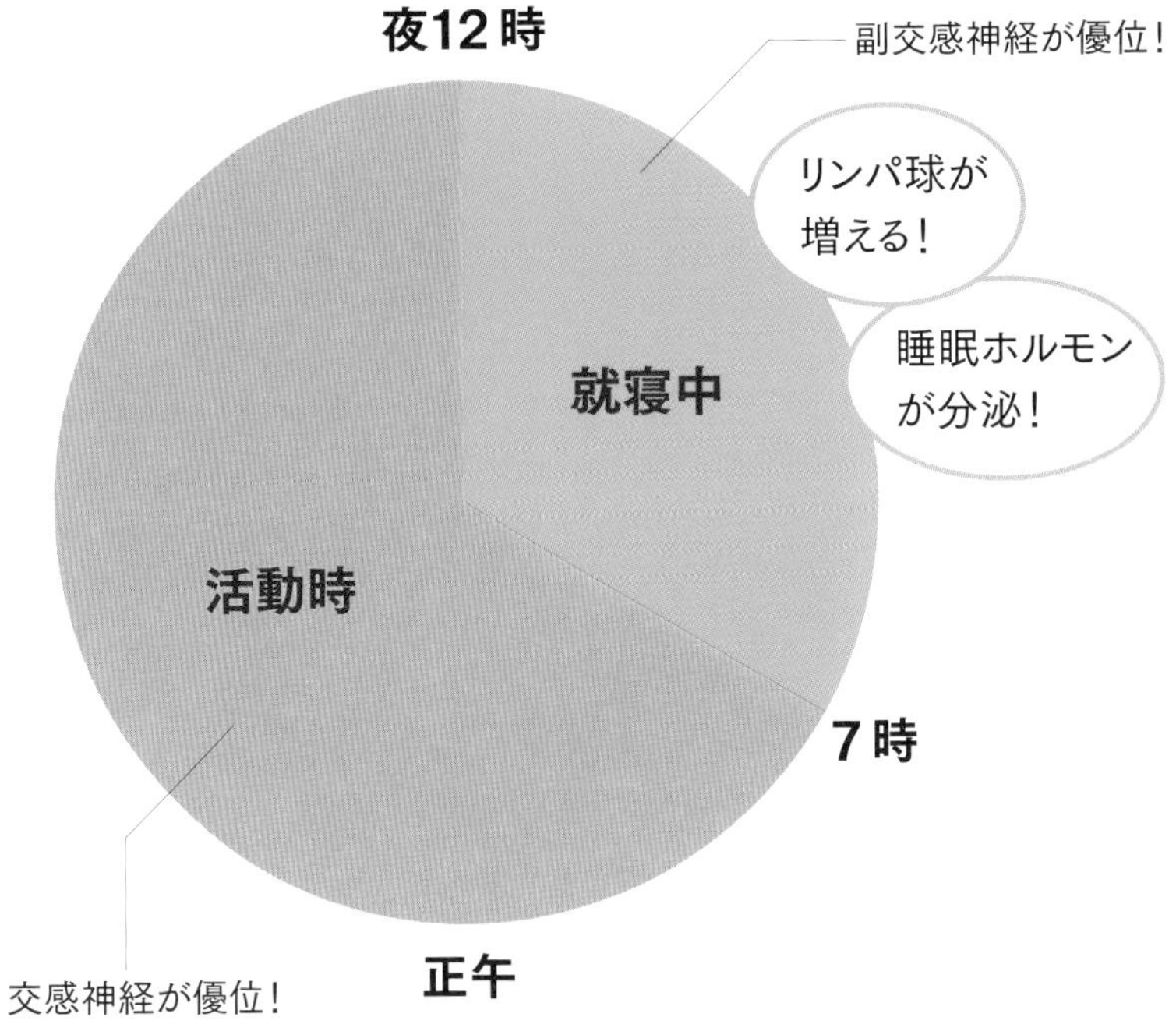

リンパ球の働き

- 昼間に傷ついた細胞などをメンテナンス
- 「ガンの芽」をつみ取る
- 消化吸収を促進する

睡眠ホルモンの働き

- メラトニンなどの抗酸化物質が「活性酸素」を消す！

メラトニンの分泌が高まるのは午前1～2時頃。「夜勤をしている女性は乳ガンになりやすい」という研究も！

02

「半身浴」より「首までつかる」ほうが体にいい

たっぷりお湯を張った湯船にザブンとつかる——。

この**気持ちいい習慣が、免疫力アップの秘訣**です。

というのも、お風呂でリラックスすれば、**副交感神経が刺激され、リンパ球が増える**からです。

38〜40度ぐらいの、**少しぬるめのお湯にゆったりとつかる**とよいでしょう。

リラックス効果だけでなく、入浴で体を温め、血流をよくすること自体、免疫力の大幅な改善につながります。

体温が1度上がると免疫力は5〜6倍アップします。

また代謝もよくなるので、**冷え性の改善**にも効果があります。体を温めるという意味では、首までしっかりつかったほうがいいでしょう。

お風呂にたっぷりとつかるのは、体、とくに心臓に大きな水圧がかかるため、半身浴がよいとする意見もありますが、温まり効果としては、**首湯のほうがおすすめ**です。首を温めることで、**肩こりの解消**などにも効果があります。首を温めれば、免疫力も高まります。

体が冷えている冬場はもちろん、暑い夏でもシャワーですまさず、しっかりと湯船につかることが、毎日の疲労回復、夏バテ防止にもなります。

お湯で温まるだけで免疫力がアップ！

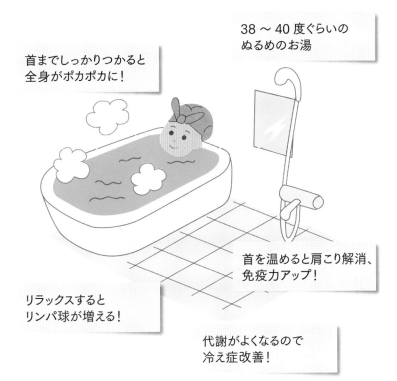

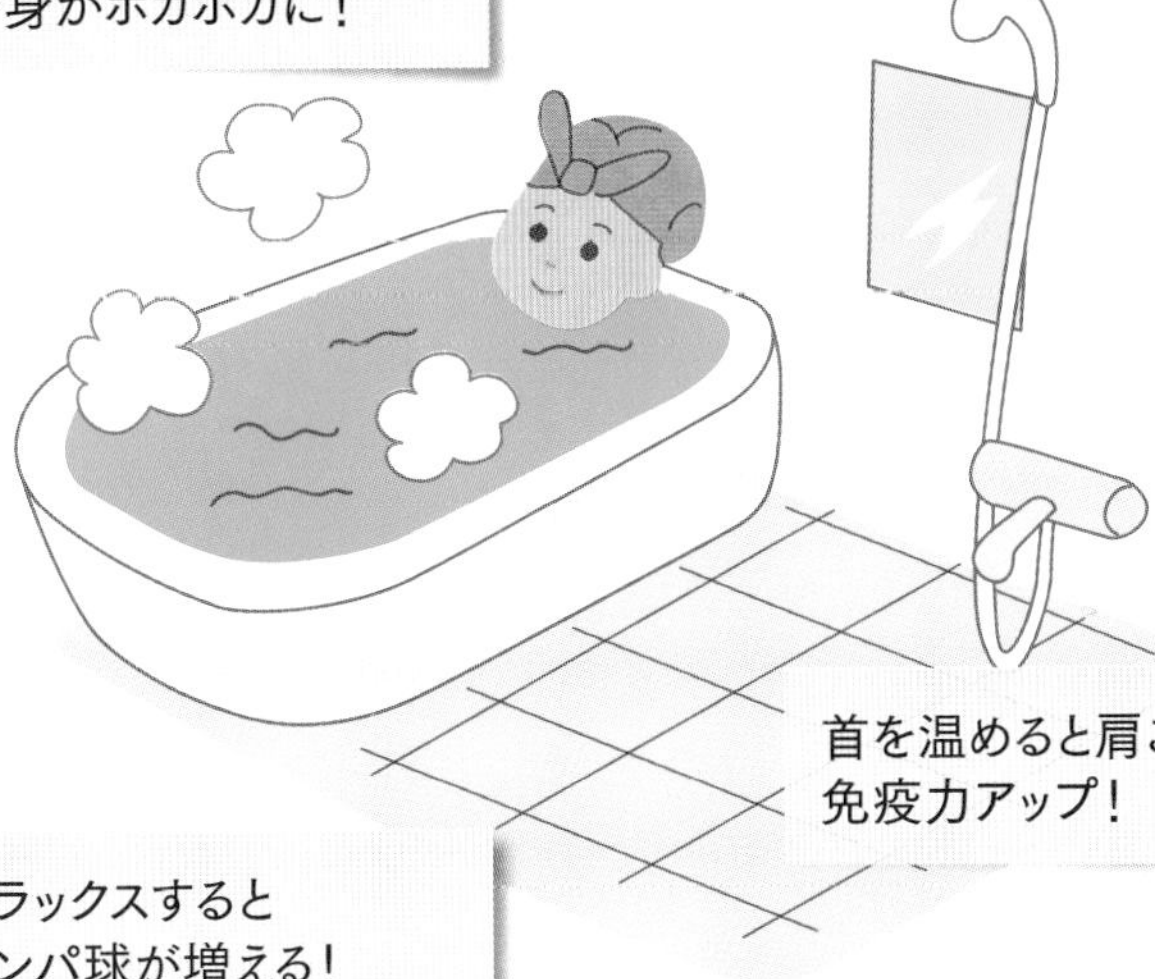
38 ～ 40 度ぐらいの
ぬるめのお湯
首までしっかりつかると
全身がポカポカに！
首を温めると肩こり解消、
免疫力アップ！
リラックスすると
リンパ球が増える！
代謝がよくなるので
冷え症改善！

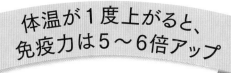

体温が１度上がると、
免疫力は５～６倍アップ

03 40歳をすぎたら、「走る」より「歩く」

疲れにくい体や老化を食い止める生活習慣と言えば、運動を挙げる人も多いでしょう。たしかに運動によって、体力をつけることは大事です。

ただし、40歳をすぎたら、**激しい運動をするのは控えたほうがいい**でしょう。

具体的には、**ウォーキングが最適**と言えるでしょう。

ウォーキングは、脚や腰、背など大きな筋肉を使う全身運動です。正しい姿勢――背筋をピンと伸ばしてお腹を引き締め、なるべく大股で歩きましょう。腕も大きく振り、元気よく歩くことが大事です。

スピードは早歩きレベルです。**息が少しはずみ、じんわりと汗をかく程度が目安**です。この歩き方ですと、1日30分ほど歩けばOKです。日頃、あまり体を動かしていない方は、最初は無理をせず、自分のペースで歩いてください。30分というのも、けっしてノルマではありません。徐々に体を慣らしていけばよいのです。

心肺・血管機能の向上、血圧の低下、脂肪の燃焼など、少しずつでも続けることで、大きな効果が期待できます。骨も強化されるので、とくに高齢者の方には骨折予防にもなります。

「1日30分、早歩き」をしてみよう!

正しい姿勢で元気よく歩く

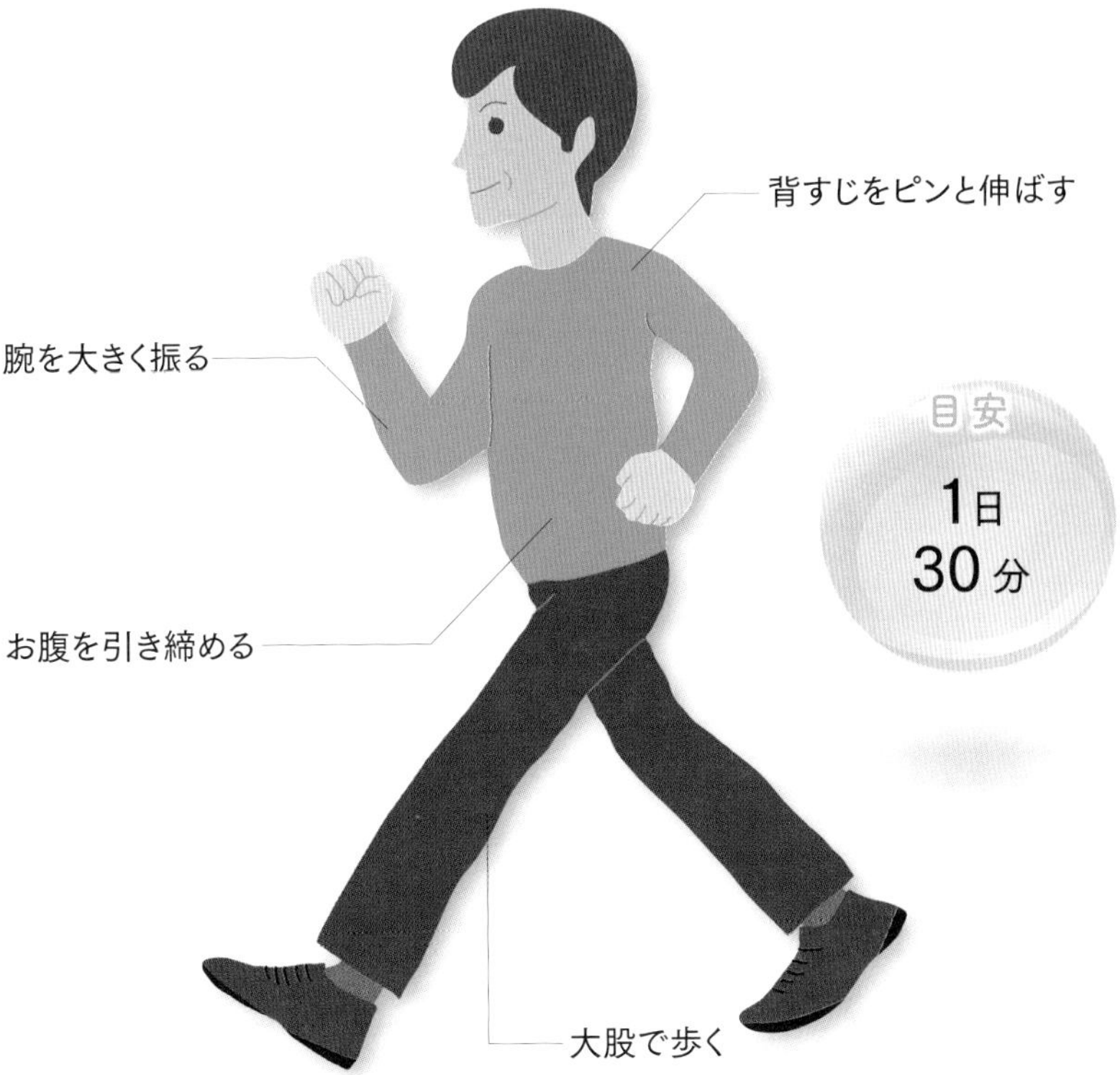
背すじをピンと伸ばす
腕を大きく振る
お腹を引き締める
大股で歩く
目安
1日
30分

息が少しはずみ、
汗をじんわりかく程度で!!

うれしい効果

- 心肺、血管機能の向上!
- 脂肪燃焼
- 血圧の低下
- 骨の強化 etc.

04

「ふくらはぎ」を鍛えると老化を防げる

ふくらはぎは「第2の心臓」と呼ばれるほど、重要な役割を担っていることをご存じですか？

筋肉は血液を送るポンプの役割を果たしていますが、とくに大事なのが下半身の筋肉です。心臓に血液を戻すためには、重力に抗《あらが》って、血液を下から上まで押し戻さなければなりません。その鍵を握るのが、ふくらはぎの筋肉の収縮なのです。

実際、人体の筋肉はじつに70％が下半身にあります。それだけ、必要性が高いわけですが、筋肉量の低下も早く、20代をピークに30代から減り始め、**40代で約80％、60代で60％、70代ではほぼ半分**になってしまいます。そのスピードは、上半身の1・5～2倍の速さです。

上半身より**下半身を鍛えることが先決**です。

下半身の筋力が落ちると、血液やリンパの流れが悪くなるほか、歩行そのものにも支障をきたし、転倒しやすくなります。転んだ末に足を骨折、そのまま寝たきりに……ということもよく聞きます。

30の声を聞いたあたりから、足腰を意識して鍛えるようにしましょう。通勤時や買い物時など、日常生活でいくらでも工夫できます。

「第２の心臓」ふくらはぎを鍛えるコツ

ふくらはぎの血流をよくすると、不調も老化も防げる！

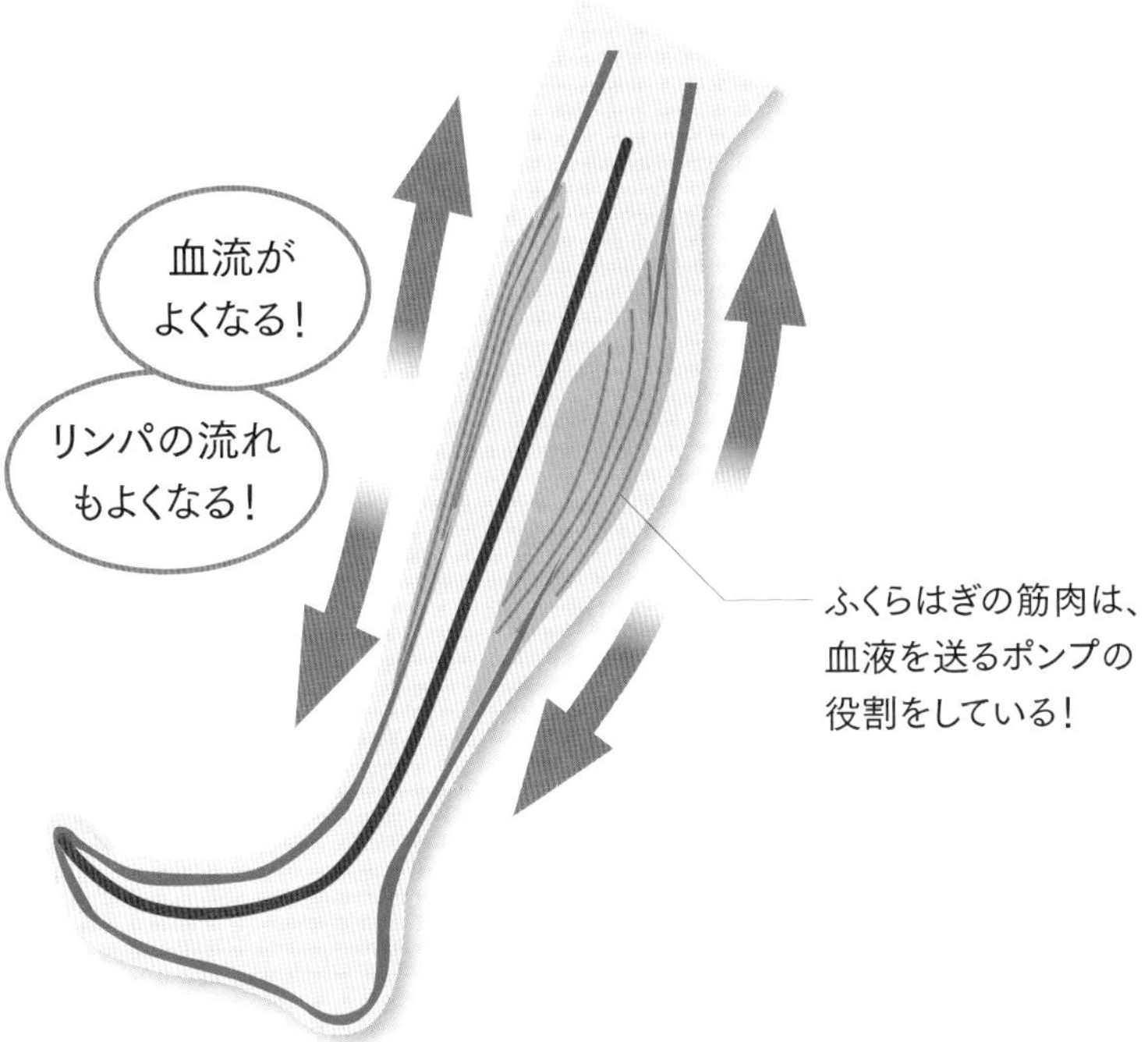

血流がよくなる！
リンパの流れもよくなる！
ふくらはぎの筋肉は、血液を送るポンプの役割をしている！

日常生活でできる工夫

- エレベーターを使わず、階段を昇る
- 電車では座らずに立つ
- 一駅前で降りて歩く

05 「ゆっくり息を吐く」だけで免疫力が回復！

呼吸を司っているのは自律神経です。

自律神経を自分でコントロールすることはできません。

しかし、呼吸は別です。

「大きく息を吸って、大きく息を吐く」といったように、**自分の意志でコントロール**することができます。これは肺が、自分の意志で動かせない自律神経と、自分の意志で動かせる運動神経の両方の支配を受けているからです。

息を吸うときは交感神経が優位になり、**吐くときは副交感神経が優位**になります。

深呼吸は、深く吸うこと（酸素を取り入れる）も大事ですが、吸うときより吐く息を長くしたほうが効果的です。いわゆる「腹式呼吸」です。

吐く時間は、吸うときの2倍ぐらいの長さを目安にしてみてください。

腹式呼吸は、肺を支える横隔膜を上下させて行なう呼吸法です。横隔膜の上下運動で、腸が刺激を受け、より副交感神経を活発化させます。

腹式呼吸を1日に3回、朝昼晩に行なうことを習慣づけてみてください。副交感神経を優位にすることは、血液の流れを促進し、免疫力をアップさせます。

「大きく吸って、大きく吐いて」みよう！

大きく息を吸う

腹式呼吸

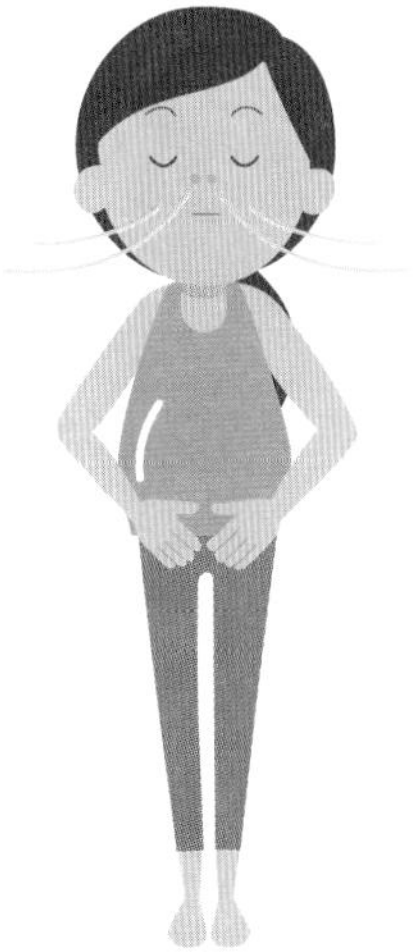

交感神経が優位に！

下腹に酸素を
送り込むように、
大きく息を吸う！

大きく息を吐く

吐く時間は、
吸うときの
2倍の長さに！

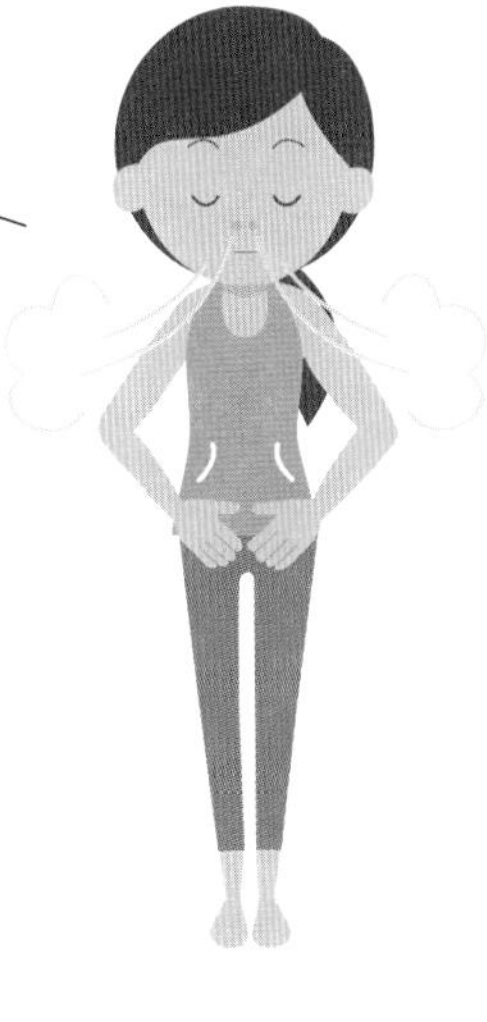

副交感神経が優位に！

お腹をへこませながら、
限界まで息を吐く！

血流がよくなり、免疫力アップ！

図解《ずかい》　一生《いつしよう》、医者《いしや》いらずの食《た》べ方《かた》

著　者――済陽高穂（わたよう・たかほ）

発行者――押鐘太陽

発行所――株式会社三笠書房

〒102-0072 東京都千代田区飯田橋3-3-1
電話：(03)5226-5734（営業部）
：(03)5226-5731（編集部）
https://www.mikasashobo.co.jp

印　刷――誠宏印刷

製　本――若林製本工場

編集責任者　清水篤史
ISBN978-4-8379-2817-1 C0030